Тоня Третьякова

Проценты счастья
и
граммы радости

Дневник мамы диабетика

KVA
Publishing
2021

Проценты счастья и граммы радости

Дневник мамы диабетика

Тоня Третьякова

Copyright © 2021 Тоня Третьякова

ISBN 978-1-935686-02-6

Редактор: Алика Калайда
Корректор: Эльвира Мамонтова
Верстка: Вадим Калайда
Иллюстратор: Алика Калайда

Издательство KVA Publishing © 2021
www.kvapublishing.com

Procenty schast'ja i grammy radosti

Dnevnik mamy diabetika

Tonya Tretyakova

Copyright © 2021 Tonya Tretyakova

ISBN 978-1-935686-02-6

Editor: Alika Kalaida
Proofreader: Elvira Mamontova
Interior Designer: Vadim Kalaida
Illustrator: Alika Kalaida

Published by KVA Publishing © 2021
www.kvapublishing.com

Моей любимой героической семье посвящается

Содержание

Проценты счастья
и
граммы радости

Дневник мамы диабетика

От автора

Нашу трехлетнюю дочь срочно увезли в реанимацию. Оказывается, 80 % родителей детей с диабетом впервые узнают о диагнозе именно таким шокирующим способом — их ребенок внезапно попадает в реанимацию. Им приходится сначала смириться с тем, что эта болезнь навсегда, а затем научиться жить с нею. Все эти заботы и достижения будут знакомы и родителям детей с другими хроническими заболеваниями. Для всех остальных — это история о том, как семья с тремя детьми, котом и приходящей свекровью справлялась с внезапно нахлынувшей катастрофой. Я люблю своих близких, но без солидной доли юмора мне бы не удалось преодолеть те проблемы, которые на нас свалились.

Сейчас наша дочь уже ходит в школу, а мы прочитали и освоили огромную гору информации о диабете 1 типа, научились виртуозно рассчитывать дозы инсулина и дневную диету до грамма.

Я начала писать эту книгу, потому что хотела поделиться не только научными сведениями о диабете, но и радостью: пройдя через кошмар реанимаций и сумасшедший дом личной адаптации, я поняла, что с пугающим диагнозом жизнь не закончилась, мир по-прежнему может быть смешным, уютным и добрым к тебе.

В этой книге описан первый год нашей жизни с диабетом. Да, мой ребенок теперь должен всегда оставаться под присмотром, но чувствует себя вполне здоровым и сильным. Дочь не стала беспомощным инвалидом, она может вести почти обычную жизнь, хоть и нуждается в постоянной заботе. Все домашние преодолели чувство конца света и научились жить с болезнью, встроили ее в повседневное существование так, что она больше не отнимает ощущение семейного тепла и счастья.

Эта книга пестрая, как наша жизнь — вы найдете в ней

смешные и трагические детали ежедневного быта и научные факты о диабете. Сухие важные сведения для удобства читателей вынесены в отдельные колонки. Это не медицинское пособие, я не даю советов по лечению диабета, а просто рассказываю личную историю.

Вы найдете в книге анализы, показания глюкометров и данные из ежедневного дневника самоконтроля. Это именно та конфиденциальная личная информация, о которой спрашивают в анкетах: «Разрешаете ли вы использовать ваши личные данные?» Я разрешаю. Надеюсь, что эта информация вам никогда не пригодится.

Школа стала новым непростым этапом нашего взросления, но в этой книге я расскажу только о самом первом годе адаптации.

Все, что написано про диабет, — правда, а вот семейные события слегка беллетризованы, имена также изменены, поэтому, если кто-то узнает себя, я не виновата. Я старалась.

Это первая в России книга-друг для тех мам и пап, которые устали бояться, что они все сделают не так, потому что их дети отличаются от остальных. Писать про больных детей не принято, потому что страшно, стыдно и хочется сохранить врачебную тайну. Но из-за этого многие родители, попавшие в схожую ситуацию, не получают важного ресурса, который помог бы им справиться с ситуацией. Они забывают, что есть много таких же, как они. Они не одиноки. Они обязательно справятся и найдут свой путь к счастью.

Когда со мной случилась эта история, я вдруг увидела, как много вокруг неравнодушных людей, готовых помочь и поддержать. Такое количество друзей у меня было только в детстве, когда я перешла в новую школу. Не имея возможности выразить свою благодарность адресно — каждому, я делаю это с помощью своей книги. Спасибо всем, кто верил в лучшее и помогал справиться с худшим!

Глава 1

Я всегда боялась инвалидов. Казалось, задержи на них взгляд дольше обычного, и тебя втянет туда — в болезнь, в мир страшной сказки, полной чудовищ, запретов и отчаянной надежды на чудо.

Вот и сегодня, засмотревшись в окно на интересные — насквозь прошнурованные — задние карманы джинсов, я резко отвернулась. Джинсы были надеты на мужчину, чья походка явно выдавала в нем человека, страдающего полиомиелитом.

— Мам, на что ты смотришь? — спрашивает дочь.

— На шнурочки, — честно отвечаю я. Не говорить же, что пялюсь на чужую попу?

Вообще, к попам я неравнодушна: всегда отмечаю их наличие или отсутствие. Мой муж, профессор литературы, тоже. Собственно, я и замуж-то вышла во многом благодаря этой части тела. Хотя Леша бормотал что-то про общность интересов и мои прекрасные глаза, но я-то знаю, что моя пятая точка сыграла в этом событии не последнюю роль.

Наша старшая дочка, девятилетняя Майя, может похвастаться отменной стройностью. Зато младшая, Данюша, пошла в меня по части попы. Ей всего три, но уже понятно, что «неизлечимой женской болезнью плоскопопием» она страдать не будет. Отсутствием аппетита тоже.

— Завтра будут выбирать старосту класса, — ковыряется в тарелке Майка. — Может быть, я буду старостой...

— Нет! Нет! — вскрикивает младшая.

Ложка летит на пол.

— Данюша, почему ты так протестуешь?

— Не хочу, чтобы Майя была старой.

Старшая закатывает глаза, я умиленно шмыгаю носом и облизываю поднятую ложку:

— Ты ж мой сладкий персик! Любишь сестру.

— Мам, какая любовь? — возмущается черная голова. — Я не хочу, чтобы у меня была тупая сестра. Она просто не знает, что такое староста.

— Вот и объясни ей, — предлагаю я.

— А можно мне еще водички? — спрашивает довольная рыжая макушка.

— Ты ж только что два стакана выпила.

— Не давать ей воды, — влезает в разговор Леша. — Она вчера всю постель зассала. Мне пришлось менять. Не давать!

Персик начинает рыдать. В комнате откликается месячный Женька.

— Ой, да делайте, что хотите, — машу руками я, удирая к сыну.

Дипломатичная Майка за моей спиной предлагает отлить два глоточка в маленькую чашечку. Наперевес с сыном возвращаюсь обратно. Если у вас в гостях свекровь, то внезапное исчезновение может быть приравнено к заговору.

— Чувствуешь, что сын — это другое? — спрашивает Клавдия Анатольевна, тиская маленькую пятку.

Она подразумевает «ты любишь его больше?» И ведь, казалось бы, преподаватель вуза, должна понимать, что есть вопросы, на которые не существует ответа. Если бы я ее спросила, кто лучше: Пушкин или Толстой? Небось своим студентам таких каверзных задач не задает. Хмыкаю, делая вид, что пытаюсь перехватить малыша поудобнее. Хотя куда уж удобнее: в месячном возрасте дети напоминают аккуратные батончики и весят совсем немного, так что держать их на руках — одно удовольствие.

— Неужели и с третьим ребенком не прочувствуешь, что высшее счастье женщины — заниматься детьми? — удивляется Клавдия Анатольевна. — Ладно девочки. Но ведь теперь у тебя есть сын.

С размаху тыкаю в кнопку чайника, свекровь любит очень горячий чай. Практически переходящий в кипяток.

«От вас даже чайник кипятком писает», — хочу сказать я, но вспоминаю, что с некоторых пор являюсь почтенной матерью троих детей. Делаю глубокий вдох.

За полтора месяца жизни с сыном этот вопрос мне задали уже раз восемь. И все случайно встреченные на остановке знакомые верят, что я сразу, не отходя от урны, начну выкладывать им сокровенные тайны сердца. Ха! Так и тянет сказать: мечтаю сдать двух детей в детдом и оставить только одного. Угадайте, кого?

Приходится скрывать страшную правду: никакой тайны нет, я тупо люблю всех детей одинаково сильно. Делаю страшные глаза и многозначительно шевелю бровями. Каждый расшифровывает это по-своему.

— Всегда знала, что один ребенок лучше, — соглашается моя школьная учительница, у которой уже есть правнук в Америке. — Любишь его больше всех — и всё. Вот как я свою Дарину. Не представляю, как бы я могла любить кого-то еще!

— Муж очень нечестно относится к детям, — признаётся одноклассница Катя. — Глафире всё-всё покупает. А на Колю ругается.

— С Ромочкой нам вместе хорошо, а Егор уже всё, отрезанный ломоть. Да мне всегда без него лучше было, — рассказывает соседка по подъезду. — Он и пить начал в последнее время, сошелся с какой-то шалашовкой.

Почему в жизни получается такая несправедливость, что одних любят больше, а других меньше? Хотя эти другие, кого меньше, нисколько не хуже. И если кто-то начал пить, так попробуйте не начать, когда вы из тех, кого меньше. Неужели я со временем тоже должна выбрать самых и не самых любимых?

«А Клавдии-то Анатольевне каково? — вдруг осеняет

меня. — Пришла такая я и увела ее маленького милого Женечку, то есть Лешеньку. Короче, ребенка. А она еще в гости ходит, помогает. Чай пьет. Кремень, а не женщина!»

Достаю из холодильника банку с заветным сливово-апельсиновым вареньем.

— Кушайте-кушайте, вы с работы, устали, — нежно воркую я, придерживая Женьку, который пытается прослюнить мой халат насквозь. — Мы тоже пойдем немного подкрепиться.

Устраиваюсь в спальне. Сын приноравливается и с умиротворенным чмоканьем приникает к груди. Длинные ресницы топорщатся маленькими противотанковыми ежами. Чувствую, что отрубаюсь. Из дремотного состояния вырывает боль: кто-то вонзает иголки мне в бедро.

— Ой! — с подозрением вглядываюсь в туго запеленатого сына. Но он, во-первых, спит. Во-вторых, никак не мог дотянуться до моей коленки. В-третьих, откуда бы ему взять иголки?

Покрывало рядом шевелится, и из-под него вылезает когтистая лапа.

— А-а-а! Вот он, гад, — шепотом ору я. — Леша! Клавдия Анатольевна! Заберите животное! Он меня когтит! Отнимает у Женьки еду! Помогите!

В спальню заглядывает Майя.

— Бабушка уже ушла, давай возьму, — неразборчиво предлагает она, пережевывая что-то очень большое и шоколадное.

Убегающие шоколадные слюни вытираются руками, руки — штанами.

Майка в последнее время стала ужасной неряхой. Она отказывается чистить зубы, аргументируя тем, что молочные зубы всё равно выпадут, зачем стараться. После этого Леша на любые препирательства по поводу чистоты стал отвечать одинаково:

— Я не буду мыть уши!

— Правильно. Это молочные уши, они отпадут.

— У меня не грязные руки!

— Это молочные руки, они отпадут.

Игнорирую шоколадные слюни и спрашиваю:

— Май, а ты с Даной поиграла? Книжку почитала?

— Да она не играет, — отвечает на самый безопасный вопрос Майя. — Лежит, и всё.

— Почему лежит? Заболела? Опять съела что-то не то? Я же говорила — только яблоки!

Несусь в детскую.

— Доча, ты как? Что-то болит?

— Нет.

Муж:

— Да она просто устала, набегалась. Пусть отдохнет. Что ты к ней пристала? У нас сокращения, а ты дурью маешься.

Идем на кухню.

— Какие сокращения?

— Я ж тебе объясняю. Каждый должен получить по ставке. Ставок пять. Нас семеро. Двоих уволят.

— Да ладно!

Я, конечно, слышала об этом раз сто: кризис, сокращения, увольнения и пр. Но одно дело — общая экономическая ситуация. Если в нашей стране не привыкнуть от этого отстраняться, очень скоро можно попасть в отделение неврозов. А то и что похуже. Совсем другое дело — твоя семья, с которой ничего не может случиться. Ведь она же твоя!

— Вы всегда ноете, что уволят, а сами, как обычно, курсы поделите: эта долька для чижа, эта долька для моржа...

— Ректор уже подписал приказ. Зато зарплата вырастет.

— Тебя не уволят? — тревожно спрашиваю я.

— Кто у них тогда будет показатели цитируемости выдавать?

— Асламзян, — предлагаю альтернативный вариант я. Не то чтобы я в курсе индекса Хирша академика, просто поднаторела в дискуссиях с мужем. На любой его вопрос можно пихать Асламзяна — не ошибешься.

— Ты что, думаешь, я хуже Асламзяна?

— В миллион раз лучше. Кроме того, он старый и спит с Песоцкой. А ты без пяти минут «Молодой ученый года».

— Говорят, пенсионеров будут увольнять. Ну, не академиков, конечно. Но вот Кушнарев...

— А мамант как раз пенсионер! — ахаю я. Меня совершенно не устраивает такой вариант развития событий. Если свекровь уволят, то ведь надо будет ей помогать финансово. А у нас и так с деньгами не столь густо, как хотелось бы. И потом, что она будет делать без своего университета? Сидеть на краю чужого гнезда? Ладно, пусть не чужого, пусть нашего. Но ведь она только говорит, что дети самое главное, а сама не допускает мысли поставить зачет автоматом и не ходить на пары.

— Нет, они там совсем с ума посходили. Уволить всех пенсионеров — это ж полкафедры. А рейтинги кто будет делать? Набрали бы студентов побольше, вот и ставки. Ты же говорил, у вас на бюджет конкурс три человека на место!

— План приема спускает министерство, — закатывает глаза муж. — Сколько область может себе позволить, столько она денег и выделяет. Их, знаешь ли, тоже легко понять: нафига им на областные налоги учителей для Москвы готовить?

— Бе-е-е.

Сталкиваемся на пороге детской. Дана стоит на коленях, брезгливо поднимая то одну, то другую руку из лужи рвоты.

— Фу-у-у, — возмущается Леша. — Дана, что опять такое?!

— А сам не видишь? Плохо человеку. Давай, вызывай врача.

— У меня нет телефона.

— В моем мобильном забит. Ты профессор или где? Или хочешь, я звоню, а ты убираешь Blue water.

— Звоню уже. Ни днем, ни ночью от вас покоя нет...

Очень хочется сказать, что те, кому хочется покоя, не должны заводить семью и троих детей. Но, во-первых, психологи говорят, что ссориться в спальне очень вредно для семейной жизни, а мы с Даной уже перебрались в спальню. А во-вторых, мне тоже периодически, раз двадцать в день, хочется покоя. Что ж нам теперь — сдать детей в интернат?

Если бы моя свекровь слышала мои мысли, она точно подсыпала бы мне яду. Куда-нибудь в губную помаду, чтобы не навредить случайно обожаемым сыну и внукам. Она и так считает, что я ужасная мать: не гуляю с детьми, не занимаюсь с ними языками и музыкой. «Как можно быть такой ленивой? Ты же мать!» «Как можно не организовать ребенку три новогодних елки? Ты же мать!» «Как можно отправить ребенка гулять без третьей кофты? Врезать бы такой матери!» Я думаю, что свекровь — это как пятая колонна: делает вид, что своя, а на самом деле ведет антипропаганду и подрывную деятельность. Недаром большевики считали, что самые ужасные противники — меньшевики. Вроде как свои, но в важных вопросах имеют другую точку зрения — неправильную. Потому что правильная — наша. А свекровь — самый посторонний и чужой человек в нашей семье.

Педиатр пришла в последние полчаса перед окончанием приема. Помяла живот, посмотрела горло.

— Рвало? Сколько раз?

— Дважды. А еще она...

— Ротавирус. Все болеют. И каждый дергает по пустяковому поводу, можно подумать, сами не знаете, что делать, когда у ребенка живот болит. Не первый, чай, — осуждающе фыркает врачиха. — Больше пить, вот это и еще то, я написала. Всё, через неделю придете в больницу.

— Но ведь Данюша...

Врачиха уже спешно натягивала в коридоре куртку, бурча «бестолочи, никакой ответственности», и я поняла, что спорить бесполезно. Лучше согреть теплой воды и отправить мужа за регидроном. Ротавирус — это мы уже проходили: противно, но ничего такого страшного.

Глава 2

Наконец-то суббота! Я радостно отполоскалась в ванне. Развесила белье. Теперь мы с пеленками чистые и приятно пахнем разными освежающими запахами. Дана всё лежит. Так тихо и спокойно, что иногда я про нее забываю. Заглядываю, а на кровати кто-то белеет. «Ой, что это, — думаю, — привидение?» А это дочка.

— Дружок-пирожок, ты покушать не хочешь? — заискивающе спрашиваю я. Если кто-то вместо того, чтобы посидеть с больным ребенком, играл в енота-полоскуна, потом он чувствует себя виноватым. — А в туалет? Может, водички?

Дочка медленно поворачивает голову вправо. Потом, подумав, влево. Этот жест отрицания явно дается ей с трудом.

— Даже сырочек не будешь? — дрожащим голосом спрашиваю я. Осознание надвигающейся катастрофы накрывает дрожью. Никакой это не ротавирус. Она даже в туалет ни разу не сходила. И вырвало-то всего один раз.

А там, за окном — суббота. В поликлинике только дежурный врач, который вряд ли скажет больше лахудры-педиаторки.

— Надо вызвать скорую, — говорю я высоким, не своим голосом.

Всё во мне противится этому решению. Ведь скорая — значит, всё серьезно. Значит — больница. Значит — беда. Разве с моим солнечным рыжим ребенком может случиться беда?

— Тебе лишь бы скорую! — ворчит муж. — Зачем скорую? Думаешь, надо скорую? Давай звони скорее, что ты стоишь?

Господи, спасибо, что ты послал мне такого правильного мужа. Набираю номер.

— Имя?

— Дана.

— Че-го-о?

— Дмитрий, Артем, Николай, Анатолий.

— Женщина, к кому из них вы вызываете скорую, говорите нормально!

— Девочка, три года, лежит и не отзывается. Она не встает, не пьет...

— Женщина! Фамилия как?

— Моя?

— Девочки! Может, вам самой скорую психиатрическую вызвать?

— Борохова.

— Хоть фамилия нормальная. Температура есть?

— Да-да, тридцать восемь. И восемь! — вру я. Наша скорая очень верит в опасность температуры.

— Адрес какой?

Оттарабанив адрес, отключаюсь.

— А если ехать придется? — испуганно спрашивает муж.

— Может, не придется, — автоматически успокаиваю я, переводя взгляд с Жениной кроватки на Данину комнату. И обратно — с Даниной двери на Женину кроватку.

Очень плохо, когда у тебя много детей. Потому что как можно выбрать между ребенком и ребенком? Между работой и ребенком — понятно. Даже между мужем и ребенком можно, но между ребенком и ребенком?

— Я позвоню маме, — говорит муж.

Радостно киваю. Замечательно, что в доме будет взрослый человек. Мамы — они ведь взрослые, всё знают. А мы еще маленькие.

Клавдия Анатольевна прибежала раньше скорой.

— Что? Что? Ты можешь хоть что-нибудь сказать внятно! — испуганно заорала она с порога.

— Тише. Женя спит.

— Что с Женей?

— С Женей всё хорошо. Я вызвала скорую. Для Даны. Она лежит и ни на что не реагирует.

— Да-а-ана-а? — неверяще тянет Клавдия Анатольевна и кладет шапку в Лешин ботинок.

— Белая вся. И не кушает, — шепчу я. — Совсем ничего не кушает!

— Мам, мы просто подумали, что если ехать на скорой, то придется тебе.

— Но я даже не собралась! — пугается Клавдия Анатольевна. — А что говорит врач?

— Мама! Что он может сказать, если его еще нет? — рычит муж.

Женя вздрагивает от звука и присоединяет свой вопль к рыку отца.

— Тш-ш-ш, маленький, тш-ш... Чего орешь, бармалеина? Ребенка разбудил! Спокойно, спокойно...

Женька переводит дух. В дверь трезвонит скорая. Сын издает новую порцию басовитого воя.

— Проходите-проходите... У нас тут вот...

— Это кто, Дмитрий или Анатолий? А говорили, девочка вроде...

— Евгений это. А девочка здесь.

Дана лежит на кровати немым укором спокойствия. На фоне белой простыни ее волосы кажутся не припыленно-бронзовыми, а насыщенно-рыжими.

— Температура? Что произошло?

Путаясь и сбиваясь, признаюсь, что наврала про температуру и в общем-то ничего нет. Но ребенок — вот. Лежит и спит. Всё.

Крепкая тетка закатывает рукава и очень осторожно переворачивает дочку. Щупает, слушает, оттягивает веко и светит в глаз. Ее толстые неаккуратные руки с очень коротко и небрежно подстриженными ногтями так нежно держат моего ребенка, что я вдруг понимаю: всё будет хорошо. Когда приходит такой врач, то всё обязательно делается хорошо.

— Сахар, — говорит врач.

— Принести сахару? — переспрашиваю я.

Медсестра достает маленький приборчик, похожий на древний пейджер, и прокалывает палец. Рука дочери, украшенная алой точкой крови, падает на простыню.

— Уф! — медсестра издает странный фырк.

— Ого!

— Да-а... Сорок!

— Что сорок? — слабым голосом спрашиваю я, чувствуя себя Петькой из анекдота про Чапаева. Приборы, Петька? Триста, Василий Иванович! Что «триста»? А что «приборы»?

— Сахар у вашей дочери — сорок. Она в коме уже. В реанимацию. Может, успеем.

Я с размаху сажусь на кровать прямо на неподвижные ножки Данюши. Женька зыркает круглыми глазами. Клавдия Анатольевна суетливо перебирает ботинки сына в поисках шапки.

Что значит «успеем»? Что они могут не успеть?

♦♦♦

— Повышенный сахар — это значит диабет, — муж когда-то хотел стать медиком, но потом решил освоить более мирную специальность.

Ноутбук шипит змеей, загружаясь. Леша вперяется в экран. Его глаза бегают по неожиданным траекториям: не справа налево, а то вверх, то вниз, то бросаются в сторону, то снова почти останавливаются, выхватывая куски текста.

— Ну?

— Есть диабет первого и второго типа. Это совершенно разные заболевания. Диабет второго типа — это диабет взрослых, им болеют, в основном, люди старше тридцати пяти лет. Как правило, с лишним весом, так как со временем организм не может продуцировать то огромное количество инсулина, которое необходимо для поддержания нормального уровня сахара в такой массе. При диабете второго типа способность производить инсулин не исчезает, но постепенно организм становится к нему нечувствительным, поэтому надо пить таблетки, чтобы эту чувствительность повысить.

— Что за чушь! Дане три года. Она не толстая! Просто немножко крепенькая. Причем тут диабет?

— Диабет первого типа — «детский» диабет, — как пономарь, продолжил читать муж. — Он является инсулинозависимым, то есть сразу после постановки диагноза нужно вводить инсулин. При этом типе диабета клетки поджелудочной железы, производящие инсулин, атакуют друг друга. Первая атака на бета-клетки происходит за много лет до появления первых симптомов диабета. К моменту диагностики диабета восемьдесят-девяносто процентов бета-клеток уже разрушены.

— Стоп! Инсулинозависимый? Что это значит? Наш ребенок станет наркоманом?

— Инсулин — не наркотик, это гормон. Его вырабатывает организм любого здорового человека. Вот, смотри схему.

На экране картинка из учебника анатомии. Я старательно вчитываюсь в подписи.

Что мы узнали

Гормоны работают, как ключи, открывающие двери разным функциям организма. Один из них — инсулин, вырабатывается в поджелудочной железе особым типом клеток — бета-клетками. Эти бета-клетки находятся в части поджелудочной железы, которую называют островки Лангерганса.

Когда человек ест, концентрация инсулина в его крови быстро повышается, и глюкоза из пищи доставляется в клетки организма. У здорового человека уровень глюкозы после еды не поднимается

больше чем на один-два миллимоля на литр. Инсулин вместе с кровью поступает в разные клетки организма и позволяет глюкозе проходить внутрь клетки, так как клеточная мембрана становится проницаемой для нее. Оказавшись внутри клетки, глюкоза с помощью кислорода превращается в воду, энергию и углекислоту. Но у диабетика всё не так, у него фактически нет собственного инсулина...

Картинка сменяется другой, гораздо более сложной, испещренной линиями и сносками. Я закрываю глаза. Не хочу занудных сложных объяснений. Не хочу болезни. Хочу простых ответов на свои тупые вопросы.

— Но почему? Почему возникает диабет?

— Никто толком не знает. Теорий много. Главное — наследственность, генетический сбой. У тебя в родне есть диабет? — муж окидывает меня тяжелым взглядом прокурора.

— Не-е-е...

— Вирусное заболевание может запустить диабет, прививки, например.

— Мы не делали прививок уже полтора года.

— Если мать болела определенными вирусными инфекциями во время беременности, у ребенка повышенный риск развития диабета. Если мать пила много коровьего молока во время беременности или ребенок пил много его в первый год жизни.

Открываю рот. Молоко мы пили. И пьем. Мы все любим выпить по стакану молока на ночь или с куском пирога. Но ведь оно полезное. Нам всегда внушали: «Пейте дети, молоко, будете здоровы».

— А сладости? — выдавливаю я. Дочка была — нет, есть! — сладкоежка.

— Ускорить могут, стать причиной — нет. А вот употребление отцом копченой баранины во время зачатия, как было выявлено в Исландии, является фактором риска. В баранине содержатся нитрозамины, поэтому высокое содержание нитратов в воде и в пище тоже могут повлиять на развитие диабета. Чрезмерные стандарты гигиены, недостаточные контакты с инфекциями тоже могут стать фактами риска при появлении диабета, — нудным профессорским голосом продолжает читать муж.

— Но почему мы? Что мы такого сделали? — бормочу я. — Никакой лишней гигиены, баранины, наследственности...

— В США диагностируется около тринадцати тысяч новых случаев диабета у детей каждый год. В Америке больше ста двадцати пяти тысяч детей до девятнадцати лет имеют диабет, это второе по частотности хроническое заболевание.

— А первое?

— Первое — астма. В России примерно пятнадцать тысяч детей до пятнадцати лет получают диагноз «диабет первого типа», и каждый год диагностируется еще около двух тысяч пятисот случаев. Заболеваемость диабетом в России очень отличается в разных регионах. Больше всего диабетиков в Северо-Западном федеральном округе, меньше всего — на Дальнем Востоке.

— Переезжаем на Дальний Восток!

— Тогда уж сразу в Японию. Там очень редко встречается диабет первого типа у детей, — вздыхает муж. — Только поздно уже переезжать.

◆◆◆

Названия болезней часто звучат красиво или хотя бы приятно. «Диабет» — слово, звучное само по себе, а он ведь еще и не простой, а сладкий — сахарный. Слова всегда так много значили в моей жизни, что поверить в их предательство попросту не получается. Если диабет — сахарный, значит, не очень страшный, правда?

В детстве я очень любила играть с мамой в буриме. Мне

нравилось из отдельных, на первый взгляд, никак не связанных между собой кусочков-слов создавать нечто целое. Получать живой и осмысленный мир. Из вороха всего этого рифмоплетства врезалось в память только одно четверостишие (пион-шпион, валяться-сдаваться):

«У меня был красивый пион,
Как я любил под ним валяться!..» —
Так думал западный шпион,
Когда приехал к нам сдаваться.

Сразу видна идеологическая верность сочинителя кодексу строителей коммунизма. Во-первых, обличается лень и расхлябанность загнивающего запада, во-вторых, наши побеждают, причем не с помощью грубой силы, а, видимо, как-то иначе, раз шпион сам приехал сдаваться. Одним словом, картинка складывается вполне сюжетная, за кадром ощущаются интриги, приключения и прочие милые детскому сердцу жизненные аксессуары.

Я любила всевозможные игры в слова: и выстраивать простые цепочки, например, из городов мира, и составлять много маленьких слов из одного большого, и сочинять рассказы на одну букву. В подростковом возрасте слова стали моим хлебом, вином и наркотиком. Я довольно рано определила для себя два надежных способа гармонизации действительности: чтение книг и придумывание историй. Первый восполнял широту и разнообразие окружающего мира, а второй — мое личное участие в бурном кипении жизни. Я встречалась с волшебниками, спасала мир и крутила романы.

С возрастом страсть к словам не утихла. На студенческой скамье мы с однокурсниками прятались на задней парте и сочиняли стихи, рассказы и хармсинги, кодируя в них получаемые знания. Став редактором школьной газеты, я первым делом завела рубрику «Бирюльки», где с упоением продолжала играть в слова, прикрываясь лингвистическим развитием детей. Ребята меня честно «крышевали», и на свет появлялись такие персонажи, как Влюбленная Верочка (рассказ на одну букву), или Вобробла Пугечевна. (По аналогии с именами-аббревиатурами, когда-то популярными в СССР, мы придумывали свои. Например, назвать девочку таким образом мы предлагали рафинированным любителям литературы. В имени закодировано два лозунга: Вобробла — «Высшее образование — основа благополучия» и Пугеч — «Пушкин — гений человечества»).

После рождения детей я поняла, что для меня внятно вербализовать свое желание означает наполовину его осуществить. Именно слова стали теми вехами, которыми я размечала свою жизнь. Но только инструментом — не целью. Предназначение скрывалось в тумане, и мне никак не удавалось сбросить этот покров. Я даже обратилась к астрологу, который огорошил меня сообщением о том, что я должна создать уникальную ячейку общества. Одним словом, цель моей жизни — семья и, особенно, дети. Сказать, что я была в шоке, значит, не сказать ничего. После падения из высоких эмпиреев к традиционному «кирхе, киндер, кюхен» я долго соскребала себя с асфальта и боролась с желанием сбежать от семьи в Гималаи. Но по прошествии времени начала подозревать, что правда жизни догонит меня и там.

Тогда я повернула обратно и, как неисправимый любитель слов, обратилась к авторитетам. В частности, меня интересовала пирамида Маслоу, в которой множество человеческих потребностей делилось на пять основных категорий: физиологические (голод, жажда), потребности в безопасности (комфорт, постоянство условий жизни), социальные (общение, привязанность, совместная деятельность), престижные (самоуважение, признание, достижение успеха и высокой оценки), духовные (познание, самовыражение).

Я задумалась: а какая потребность удовлетворяется в намерении — быть мамой? Низшая — физиологическая или восходящая к духовным вершинам — максимальная личная самореализация?

Раньше я льстила себе мыслью о втором варианте, но сейчас твердо уверена — первый. И это очень хорошо. Именно инстинкт — примитивный, мощный, звериный — может дать такому хлипкому интеллигенту, как я, силы пережить всё случившееся.

Глава 3

Кружу по квартире, прижимая сына к груди. Кухонное окно, батарея в спальне, детская кроватка и снова — кухня, спальня, детская, и опять кухня, спальня... Муж прилип к компьютеру, ожесточенно ударяя по клавиатуре. Он вглядывается в пробегающий по экрану текст и подслеповато щурится, хотя зрение у него всегда было не по-филологически стопроцентным.

— Уже можно звонить? Можно? — жалобно спрашиваю я, кося на часы. Прошло полтора часа с тех пор, как мою дочь увезли в реанимацию. И я даже не поехала с ней. Что я за мать, если с дочерью в реанимацию отправляется свекровь?

— В норме сахар должен быть от 3,8 до 5,6 миллимоля на литр.

— А у нее сорок.

— Да.

— Может, я уже позвоню? — робко спрашиваю я.

— Не знаю, — муж пытается привычно сгорбиться, но у него не получается. Будто его ударили в спину и теперь очень больно менять положение позвоночника.

Что мы узнали

Рвота — это признак наступления кетоацидоза, диабетической комы. Кетоацидоз лечат внутривенным введением инсулина и жидкости. Он всегда возникает при недостатке инсулина. Если ребенок не пьет достаточно жидкости, то наступает обезвоживание. (Но мы же не знали, что надо много пить! Мы специально ограничивали количество воды, чтобы Дана не описывалась всё время!)

Кетоны образуются в организме при распаде жиров. В здоровом организме мышцы, сердце, почки

и мозг используют кетоны как источник энергии. Но в случае диабета они образуются при недостатке инсулина. Повышение количества кетонов делает кровь кислотной, вызывая кетоацидоз. Организм пытается избавиться от кетонов, выделяя их либо в мочу, либо в виде ацетона, который выдыхается через рот, придавая дыханию сладковатый запах.

При диабете глюкоза не способна проникнуть внутрь клетки — инсулина-то нет, клетки действуют в режиме голодания. Организм не понимает, что у него диабет первого типа, и пытается поднять уровень глюкозы в крови всё выше и выше. Организм моей дочери думает, что отсутствие глюкозы в клетках означает низкий уровень глюкозы в крови. Он борется, с помощью адреналина расщепляет жиры, чтобы получить больше глюкозы в крови, попутно образуя кетоны в печени. Бедный организм не знает, что он голодает среди огромных (40 вместо 5!) запасов глюкозы.

«Ты взрослая тетка. Ты мать. Давай, рохля, протухля, вонюхля! Звони, — накручиваю я себя. — Тебе что, не интересно, что там с твоим ребенком в реанимации происходит?»

Когда я была не то дошколенком, не то младшим школьником, мы с мамой ездили на турбазу «Темный лог». Там вместе с сыном маминой коллеги Сантаем я отправлялась «бегать». Один раз мы забрели на территорию соседней полувоенной базы. Там были не просто дощатые мостки для купания, как у нас, а настоящая вышка для прыжков в воду. Не особо высокая, как я сейчас понимаю, метра три. Но тогда она казалась выше Монблана.

Сантай тут же покорил Монблан и прыгнул вниз. Его черная веселая голова вынырнула спустя несколько томительных секунд, и я поняла, что мне тоже не ответеться.

— Давай! — махал Сашка.

Пришлось двинуться вперед. Мостки под пятками были настолько теплыми, что казалось кощунством от них оттолкнуться. Я передвинула левую ногу чуть-чуть вперед, так, чтобы большой палец свисал над пропастью. Может быть, если постоять, то получится привыкнуть к ощущению пустоты вокруг. Совсем чуточку.

Я благоразумно не смотрела вниз. Только на загорелую Сашкину голову, качающуюся в нескольких метрах впереди.

— Ленка, ну ты чего?

И я шагнула вперед — солдатиком. Главное чувство, которое ворвалось в меня, когда я в бесконечном стремительном штопоре погружалась и погружалась в воду, чувствуя, что здесь вообще не существует никакого дна, — облегчение. Мне было легко, потому что я уже сделала самое сложное — оторвалась от надежного пола вышки. Дальнейшее зависит не от меня.

Примерно то же самое — палец, зависший над пустотой, — я чувствовала сейчас. Указательный завис над кнопкой и всё никак не мог рухнуть в пропасть номера. Женька завозился, пытаясь выпростать ногу.

«Хочешь, чтобы сын тебя уважал? Чтобы дочь была здорова? — вела бесконечный воспитательный монолог я. — Тогда давай, звони».

Голос Клавдии Анатольевны возник внезапно, как дно под моими ногами.

— Да-да, мы в реанимации. Только во взрослой. В детской не было никого! Отпуск, чтоб их сплющило! Пришлось во взрослую. А там нет ничего маленького... Иголки... Большие такие... Данюша кричала. Так кричала... Вену порвали.

Дно начало уходить из-под ног. Только крошечные пальчики сына удерживали меня на краю реальности. Они держали прямо за сердце, маленькие неподстриженные ногти впились в кожу под грудью.

— Сейчас — что?

— Дали наркоз. Подключичный катетер. Откачивают. Говорят, если бы до вечера подождали, то точно бы всё. А так, может, успеют, — равнодушным безжизненным голосом отчиталась свекровь.

— Откачивают. Борются за жизнь, — на немой вопрос мужа ответила я. — Еще несколько часов — и всё. Бы. А так не всё, прикладывают усилия. Вены порвали-и-и...

Рев хлынул из меня той стремительной темной водой военной базы.

— Не плачь, не плачь, — гладит муж мою вздрагивающую голову. Или это дрожит его рука? — Они справятся, они колют ей инсулин. Количество людей, умерших от диабетической комы, всего один процент... в развитых странах. А так от шести до двадцати четырех процентов. Это немного, немного!

Почему, когда муж смотрит информацию в интернете, ему попадаются толковые тексты со статистикой, а мне — всякая ерунда насчет того, что сахарный диабет (diabetes mellitus) известен со времен Древнего Египта и означает «сладкий, как мед»? Раньше эту болезнь определяли, пробуя мочу на вкус, а единственным лекарством были ударные дозы алкоголя. Казалось бы, я, как журналист, должна лучше работать с информацией, но получается по-разному. Тем не менее, что-то в моей заполненной плачем голове все-таки отложилось.

Что мы узнали

1920-е годы стали началом новой эры в терапии сахарного диабета, до этого довольно быстро заканчивавшегося фатально. Применение инсулина в практической медицине двадцатого века позволило сохранить и продлить жизнь миллионам людей.

Как работает инсулин?

Во-первых, все жизненно важные процессы в организме требуют энергии.

Во-вторых, источником энергии является пища. Самым быстрым и удобным топливом для клеток служат углеводы. В процессе пищеварения они расщепляются до глюкозы, которая поступает в кровь.

В-третьих, нормальный уровень сахара крови поддерживается и регулируется сложной системой, в которой важнейшую роль играет инсулин. С помощью инсулина клетки организма могут использовать энергию, которую содержит глюкоза. Но у инсулина есть и другие обязанности в организме:

– с его помощью глюкоза, которая не успела превратиться в энергию, трансформируется в печени и мышцах в гликоген;

– когда организм считает запас гликогена достаточным, излишек глюкозы идет на образование жира;

– инсулин препятствует переходу белков и жиров в глюкозу.

Без инсулина его работу выполнять некому, вот и получается, что:

– глюкоза не поступает в клетки, и они начинают испытывать энергетическое голодание;

– гликоген в печени не образуется;

– организм старается извлечь глюкозу хотя бы из белков, потому что думает, что ее нет;

– количество глюкозы в крови растет.

Глава 4

В реанимацию меня должны были пустить в половине седьмого. Я закупила всё, что сказали: ампулы, маленькие иголки и еще большую упаковку успокоительного.

— У вас водичка есть?

— 60 рублей без газа.

— Да мне только таблетки запить.

Со вчерашнего дня я так и не смогла прекратить плакать. Дурацкие слезы лились, как из протекающего крана.

Женя плевался — не хотел пить соленое молоко. Муж натянул на голову подушку.

Справедливости ради надо отметить, что дома я и не пыталась прекратить. Я думала только о том, что моя маленькая дочка в страшной реанимации, и ее там колют огромными иголками. А мы тут пытаемся наслаждаться сном!

Не разбудила мужа пинками только потому, что боялась потревожить Женьку, сопящего в шею. Только повернула голову, чтобы слезы стекали в другую сторону. Женьке на руках было хорошо. Это вам не в кроватке морозиться.

Маленькие коричневые таблетки успокоительного прыгали из блистера то на пол, то на прилавок.

Наконец поймала две, выпила, жадно хлебнув воды из кружки провизора.

— Успокоительное сразу не возьмет, — прокомментировала продавщица. — У него накопительный принцип действия.

— Накопительный? — вышелушила еще две. Нет, три таблетки.

— А у вас что? Муж ушел?

— Муж? Причем здесь муж? — какие глупые эти фармацевты. Да пусть бы от меня три раза муж ушел, лишь бы Дана была здорова!

— В реанимации нельзя плакать. Надо быть бодрой и излучать веру в лучшее, — объяснила я. — И я излучу! Дайте на всякий случай еще одну упаковку.

◆◆◆

Я думала, в реанимации должно быть шумно, все бегают и орут «Разряд!», «Мы его теряем!», как у нас в редакции, когда номер должен уже уйти в печать. Но там было очень тихо. Маленькое, всего на несколько комнат, и какое-то уютное помещение. В первой комнате на столике стояло блюдце с остатками торта и лежал нож.

Милая светловолосая медсестра надела на меня халат — очень чистый и аккуратно заштопанный на локтях. Она ничего не спрашивала, и я ничего не говорила, боясь, что эффект от успокоительного еще не успел накопиться в глазах.

— Сюда. Заходите.

Клавдия Анатольевна повернула голову. Непослушные завитки волос стояли дыбом. Мятая кофта — со следами пальцев дочки. Оказывается, свекровь — это очень близкий родственник. Иногда даже ближе мужа.

— Ну вот, теперь мама с тобой побудет, а я на работу, брать отгулы, — фальшиво бодрым голосом сообщила она.

— Мама!

Никак не могу перевести взгляд. Старательно улыбаюсь, растягивая рот, как синий кит. Дана улыбается мне из-за нагромождения иголок и трубочек. Мой самый лучший в мире персик!

Проклятое успокоительное явно не справляется со своими обязанностями. Промокаю глаза подолом халата. Стоит подать в суд на производителей.

— Привет! — радостно говорю я, втягивая живот. В животе кишки свиваются и завязываются в узлы, как рассерженные змеи. — А я тебе такую игрушечку принесла!

— С игрушками осторожно, — возникла из воздуха медсестра, проводившая свекровь и вернувшаяся на пост.

— Придерживайте ее за ручки. Надо, чтобы не выскользнула капельница. И вот здесь иголка, видите, — откидывает волосы дочки в сторону. — И вот здесь.

У Даны тонкая шейка, пятна крови рядом с иголкой подключичного катетера кажутся огромными. Огромная емкость с физраствором и еще одна, небольшая — с инсулином. А с другой стороны на всякий случай подготовлена капельница с раствором глюкозы — вдруг сахар крови упадет слишком сильно.

— При сахарном диабете в организме развивается недостаток витаминов и минеральных веществ, особенно витаминов-антиоксидантов А, Е, С и всех витаминов группы В, поэтому мы ей еще витамины вливаем, — поясняет медсестра.

Киваю, глупо улыбаясь в пространство. Очень трудно быстро согнать с лица приклеенную улыбку.

— Вот прокапаем инсулин, и можно будет обтереть влажной тряпочкой. Только вам спать нельзя, — предупреждает медсестра, опытным глазом расшифровывая мои опухшие глаза. — Иначе иголка может выпасть. Она заснет скоро, а вы — ни-ни!

Я киваю. Не спать — это легко. Особенно, когда не надо делать бодрый вид. Можно сидеть и обдумывать иск, который предъявлю фармацевтической компании — производителю успокоительных таблеток.

— А это... вылечится? — спрашиваю я уходящий халат медсестры.

— Сахарный диабет? Э-э-э... Придет врач, поговорите с ним.

— Мамочка, я так хочу кушать, — шепчет Данка. — Можно мне макарон? Пожа-а-луйста! Только один макарончик!

Я сжимаю в сумке контейнер с контрабандными макаронами и огурцом. Отойти страшно — вдруг иголка выберет именно этот момент, чтобы выскользнуть из вены. Кричать тут нельзя. Есть такие места, где кричать ни в коем случае нельзя. Например, в пещере, где может обрушиться свод. Или в горах — из-за возможной лавины. И еще в реанимации.

— Сейчас, минутку, — я пячусь к выходу и резко поворачиваюсь, намереваясь со всех ног бежать на поиски врача. Но врач — вот он. Потирает плечо, которое я боднула.

— Простите... Извините, доктор, — лезет из меня это старое уважительное обращение — доктор. Хотя врач, конечно, не доктор наук, он очень молодой. Глаза в коротких, будто обрубленных, ресницах смотрят внимательно и спокойно. — Можно нам поесть макарон? Хотя бы один макарончик?

Виктор Владимирович Ковалев, врач-реаниматолог — так написано на бейджике — заходит в палату.

— Посмотрим. Та-а-ак... Неплохо. А посмотрите, какой мы ей румянец сделали, а? Такая беленькая была, а сейчас? Да, бельчонок?

Дана улыбается, и я послушно улыбаюсь вслед за ней, хотя никакого румянца в упор не вижу. Щеки слегка розоватые, такой цвет бывает, когда первый раз окунаешь запачканную красной акварелью кисточку в стакан.

— Девочке с такими замечательными щечками можно съесть немного макарон, — довольно объявляет доктор. — Всё равно мы ей постоянно инсулин вливаем. Потом уж ни-ни, всё считать будете. А пока — лопайте!

— Доктор, а вылечить это можно? Навсегда? — достаю макароны. Обычные рожки, даже без масла, только чуть-чуть подсоленные. Вкладываю прямо в рот дочери, чтобы не шевелить трубки капельницы.

Виктор Владимирович яростно ерошит волосы. Видимо, не впервые. На затылке явственно проглядывает лысина.

— Пока миру неизвестен ни один случай полного излечения. Вы понимаете, там просто нечего лечить? Клетки поджелудочной железы, которые отвечали за этот процесс, умерли. Их больше нет. Но!

Ковалев поднимает палец, и я с надеждой смотрю на желтоватый крепкий ноготь.

— Вполне можно вести нормальный образ жизни, добиться хорошей компенсации. Люди с таким диагнозом даже ухитряются быть спортсменами федерального уровня. И потом, наука не стоит на месте. Много всего изобретают. Вон, пересаживают почки, поджелудку. Короче, просто ваша жизнь будет немного другой.

Немного другой? Это будет уже совсем другая жизнь!

Дана поднимает неожиданно тонкую руку (моя аппетитная Данюшка-зефирюшка — тонкую?) и сжимает тестяное сокровище в кулаке.

Так и засыпает, устав от жевания на четвертой макаронине. Я автоматически кладу в рот следующую порцию и морщусь от противного вкуса. Какие-то горькие они и соленые. Вообще несъедобные.

— Попробуйте, — предлагаю заглянувшей медсестре.

Та вежливо откусывает микроскопический кусочек.

— Хорошие макароны. Свежесваренные, — комментирует она, поглядывая на меня с легкой настороженностью.

Наверно, в реанимации полно психов. То есть приходят сюда нормальные люди, а прямо тут, в уютной комнатке с белой кроватью, р-раз — и подвигаются рассудком. Я-то не подвинусь. У нас с Даной всё будет хорошо. Но другие могут об этом не знать.

— Вы очень правильно делаете, что не развариваете макароны слишком сильно, не повышаете их гликемический индекс, — видимо, поверив в мою относительную адекватность, добавляет медсестра.

— Что?

— Гликемический индекс продукта — скорость, с которой содержащиеся в нем углеводы повышают уровень сахара крови. Картофельное пюре лучше вручную толкушкой разминать, а не миксером взбивать. И масло в него добавляйте, молоко — это понизит гликемический индекс. Разберетесь потом.

Я рада, что медсестра верит в наше общее с Даной «потом». Открываю телефон и вбиваю в него слова «гликемический индекс». Думаю, информации как раз хватит на всё время дежурства. Телефон исправно отвлекает меня от неестественно тонкой руки дочери.

Что мы узнали

Гликемический индекс (ГИ) — попытка описать действие разных продуктов на повышение сахара крови. Те, что быстро повышают уровень глюкозы в крови, имеют высокий индекс, а те, что медленно, — низкий. За сто процентов принят гликемический индекс чистой глюкозы. По этому признаку все углеводы можно разделить на:

– хорошие для диабетиков, с низким ГИ до 50% (молочный шоколад, бананы, мороженое, яблоки, фасоль, чечевица, молоко, арахис);

– средние для диабетиков, средний ГИ 50–70%, можно употреблять ограниченно (ржаной хлеб, рис, макароны, виноград, мед);

– плохие для диабетиков, с высоким ГИ выше 70%. Их есть вообще не рекомендуется (картофельное пюре, белый хлеб, овсяная каша, лимонад, кукурузные хлопья, вареный картофель).

На ГИ продукта влияет:

1. Форма. Если продукт измельчен, он переварится быстрее, соответственно, и ГИ выше. Например, сок одного яблока быстрее повысит сахар крови, чем яблоко, съеденное целиком.

2. Присутствие клетчатки, белков и жиров. Они замедляют всасывание углеводов.

3. Способ кулинарной обработки. ГИ отварного картофеля выше, чем жареного. ГИ переваренных каш искусственно завышается.

4. Температура пищи. Например, замороженные фруктовые десерты имеют более низкий ГИ, чем те же фрукты в натуральном виде.

Поднимаю глаза от экрана. Чем мне кормить дочь? Чечевицей и шоколадом? А как же то, что диабетикам нельзя есть сахар? Это слишком сложно! Я не понимаю, а главное — не хочу понимать. Решительно убираю телефон и возвращаюсь взглядом к трубке капельницы. Пока эта проблема не стоит. Будет день — будет и пища, а какая именно – покажет время.

Глава 4

Еду домой на ночь. Там Женька. Клавдия Анатольевна говорит, что он ужасно воспринял мамино отсутствие и плохо пьет из бутылки. Сейчас она пришла в уже привычную реанимацию, а я — домой. У меня еще сын и дочь. Отгулы Клавдии Анатольевне не дали, и она договорилась, что пребывание в реанимации будет засчитываться как библиотечные дни. Тем более, что там вполне можно сидеть и читать, а по тишине никакая библиотека не сравнится с Даниной палатой.

Свекровь сразу основательно окопалась: достала игрушки для Даны, корвалол для себя и записную книжку для студенческих курсовых.

— «Совесть в художественном мире Толстого...» — забормотала Клавдия Анатольевна, осторожно отодвигая окровавленное одеяло. — Не звучит. «Суд и совесть в художественном мире Толстого». Нет, тут они такого понапишут! «Суд и совесть в "Анне Карениной"». Вот как! Еще можно «Суд человеческий и суд божий». Или «Убийство и святость у Лескова».

Она застрочила карандашом по бумаге. Я молча смотрела на то, как черные буквы пятнают белую простыню листа.

— Посмотреть, сколько убийств совершает главный герой в «Очарованном страннике». При этом внутри текста он воспринимается как святой...

Иногда свекровь кажется мне каким-то отдельным существом — не человеческой, совершенно иной природы. И дело не в том, что взгляд невестки на свекровь не отличается объективностью. Просто Клавдия Анатольевна порой бывает непонятной обычному нормальному человеку.

На этом фоне мамин звонок с традиционным вопросом «Ну как?» воспринимается приятно понятным.

— Доктор сказал быть готовой ко всему, — спокойно

говорю я. Успокоительные таблетки все-таки подействовали. Мысли в голове ворочаются медленно, застывая мухами в янтаре. — Сейчас иду к Женьке. Завтра позвоню.

Дома ожесточенно тру мочалкой тело. Говорят, вода смывает всё плохое, оставляя хорошее. В этом случае изнутри я уже чистая, до скрипа отмытая слезами, осталось смыть грязь снаружи.

Прикладываю сына к груди, стеклянным взглядом уставившись в стену напротив.

— А-а-а... — Женя орет. Его огромные глаза, предмет зависти всех мам в роддоме, опухли до неузнаваемости. Он отчаянно крутит головой и кусается беззубыми челюстями.

— Женюшка, что? — все-таки успокоительное ужасно ненадежно. Стоит произойти чему-то по-настоящему важному, как оно тут же складывает лапки. — Кушай, маленький... Да что же это такое!

Я давлю на сосок, пытаясь направить струйку молока в рот ревущему сыну. Но струйки нет. Капли тоже нет. Вообще ничего нет.

Безжалостно тискаю грудь, чувствуя, как в душу начинает закрадываться страх. Молока нет. То есть ресурсов нет. Сил нет. Ты — не справишься.

— Леша, Леша! Бутылку!

Мы с Женей вламываемся в комнату, где муж с Майкой пытаются отгородиться от мира бароном Мюнхгаузеном.

— Скорей разведи смесь! Вы ведь покупали с бабушкой?

Майя смотрит на меня глазами подстреленной лани. Она только-только начала верить, что реанимации и взрослых непонятных вопросов «Уже всё? Еще борются?» не существует, а есть только олень с деревом, выросшим из вишневой косточки прямо между рогов.

Женька устал орать. Он икает и всхлипывает, содрогаясь всем телом.

Ты не можешь спасти свою дочь. Ты не можешь

позаботиться о сыне. Зачем ты такая нужна?

Женя вцепляется в бутылку. Пьет, не переставая икать и захлебываться. За что ему всё это? Ему ведь и двух месяцев нет. Чем он заслужил, Господи? А Дана? Моя светлая жизнерадостная добрая дочка? Почему мы? Ведь и так родился третий ребенок, нагрузок и стрессов на одну семью более чем достаточно. Я всегда просила у тебя здоровья и гармонии. А что в итоге? Как ты мог, Господи, как ты мог?!

Наконец, измученный сын уснул в своей кроватке. Майя тоже спит. Свет выключен по всей квартире, и я медленно бреду на кухню, обнаруживая там Лешу. Он стоит, вцепившись в подоконник.

За одиннадцать лет брака я впервые увидела, как плачет мой муж.

Вжимаю лоб в его спину.

— Ты всё делаешь правильно, — шепчу я.

— Я всё делаю правильно, — вру я.

— Всё будет хорошо, — фальшиво утешаю я.

«Хоть бы кто-нибудь умер, и всё это поскорее закончилось, — думаю я на самом деле. — Ребенок. А лучше бы я. Или весь мир. Пусть сдохнет весь мир!»

И тут же отчаянно: жить! Мы все живы. Дочь ЖИВА, и всё будет хорошо. По крайней мере, что-то вообще будет. Это уже немало.

Муж поворачивается и неловко обнимает меня в ответ. Стоим, как дурацкий памятник каким-нибудь героям.

Потом вместе читаем про диабет. Это объединяет. Кажется, что чем больше информации ты усвоишь, тем быстрее дочь переведут из реанимации. Как будто привычное проглатывание букв возвращает на место взбесившийся мир, дает логичное и научное объяснение реальности.

Муж предпочитает читать англоязычные ресурсы. Он прокручивает научно-популярные фильмы и легким движением кисти отбраковывает сайты, показавшиеся ненадежными.

— У нас крекеры есть?

Сдерживаюсь, чтобы не покрутить пальцем у виска. Политкорректно мотаю головой.

— Жаль. Есть простой тест на диабет: берешь несоленый крекер и жуешь. Чем быстрее ты ощущаешь, что крекер поменял вкус, стал сладким, тем меньше шансов, что у тебя диабет. Сладкий вкус показывает, что выработалось достаточное количество амилазы, которая подает сигнал: пора расщеплять углеводы. Если на протяжении тридцати секунд ощущение изменения вкуса, сладковатости не возникло или появилось позже, это знак того, что на генетическом уровне риск возникновения диабета очень высок.

Сглатываю слюну, полную потенциальной амилазы. В доме нет не только крекеров, но и вообще чего-либо съедобного, если не считать детской смеси.

— Надежнее померить уровень сахара специальным прибором, — парирую я. — Называется глюкометр. Прокалываешь палец и засасываешь им каплю крови.

Нормальный уровень глюкозы в крови при заборе натощак составляет 3,5–5,5 ммоль/л, но, на самом деле, это последний рубеж обороны. Высокий уровень сахара крови натощак появляется уже при серьезно запущенном состоянии. А предварительную диагностику надо проводить через два часа после приёма пищи: в этом случае у здорового человека уровень сахара не должен превышать 7,5 ммоль/л.

— В одном шоколадном маффине 10 кубиков сахара, а в порции «крошки-картошки» — 19 кубиков сахара, — не по теме отвечает муж. — Сахар везде, даже в овощах. Кошмар какой-то.

— Что ты всё время читаешь этих англичан! Они там все сдвинутые на здоровом питании.

— Нам тоже полезно было бы сдвинуться, — хрипит муж, не торопясь промочить горло глотком сока. — Диабет второго типа по всему миру обратим, а у нас он рассматривается как хроническое неизлечимое заболевание. Проблема нашей медицины в том, что она зажата между населением, которое ничего не знает и знать не хочет, и властью, которой нужны хорошие статистические показатели. У всех надо брать анализ на гликированный гемоглобин!

Я не задаю вопросов и молча вбиваю в строке поиска новое словосочетание. Я так много узнала за последние дни, что чувствую себя академиком в маразме.

Что мы узнали

Гликированный гемоглобин — HbA1C, Glycated Hemoglobin. Скорость этой реакции и количество образующегося гликированного гемоглобина зависят от среднего уровня глюкозы в крови за последние три месяца. Норма — 5,7–6,1 %. Значение 6,1 –6,4 % уже указывает на риск диабета, а если показатель выше 6,5 %, то ставится диагноз преддиабета и назначаются дополнительные обследования.

— Нам говорят при диспансеризации: «Померяйте натоща-а-ак сахар», — передразнивает кого-то Леша. — Вместо того чтобы сделать проверку на гликированный гемоглобин. Именно при помощи этого анализа выявляется диабет на самых ранних стадиях, когда еще возможно взять ситуацию под контроль, назначить эффективное лечение. А почему так происходит? Дорогой анализ потому что! Их жаба душит проводить всему населению подобные анализы. Кроме того, знаешь что?

— Что?

— Боятся! Такие результаты могут вскрыться — мама не горюй. Полстраны преддиабетиков.

Я вздыхаю. В глубине души знаю: меня бы это устроило. Мне не хочется быть особенной, чтобы на моего ребенка показывали пальцем и дразнили инвалидкой. Я закрываю глаза и вижу здоровую, красивую смеющуюся дочку — выпускницу крутого вуза... Интересно, какой у нее гликированный гемоглобин?

♦♦♦

Меня будит телефонный звонок.

— Нас переводят в обычную палату! — не сразу узнаю звонкий, совсем девчоночий голос.

— Клавдия Анатольевна?

— Острой угрозы для жизни нет! Мы в терапевтическом отделении будем лежать! Так что давай, приноси одежду. Да хорошую возьми, а то знаю я тебя, покидаешь старье какое. Новый костюмчик, помнишь, я покупала? И игрушек. Памперсы еще — Данка во сне писается. И фломастеры для рисования. Щетку не забудь зубную!

— Да-да, памперсы для рисования, щетку новую... Что? Всё... хорошо? Мы выздоровеем?

— Они говорят, нет. Сахарный диабет на всю жизнь, — шепот свекрови становится узнаваемо-хрипловатым. — Но, может, ошибаются? Надо еще обследоваться в Москве. Врачи же часто ошибаются...

— Клавдия Анатольевна, вы самая лучшая свекровь в мире! Кстати, Женя хорошо ел смесь и спал шесть часов подряд!

Хочется носиться по квартире с воплями: «А кто у нас такой хороший? А кто у нас такой красивый? А кто у нас такой милый?» и тискать всех подряд. Домашние чутко ловят мое настроение и расползаются по углам. Майя спасается в ванной.

Помню, один раз они вместе с Даной купались в ванной, и после очередного вопля я пыталась успокоить младшую дочку именно такими словами: кто это у нас такой хороший? Кто у нас самая лучшая девочка в мире?

Данка тогда уверенно ответила: Мая.

— Мама, я могу прийти к Дане в больницу? А мыльные пузыри туда взять разрешат? А давай, Женю тоже принесем! — трещит Майя.

Не спеша заплетаю ей косички. У дочери очень хорошие волосы: вьющиеся, с красноватым отливом, но при этом на диво толстые. Неспешно пропускаю пряди между пальцами, это медитативное занятие успокаивает, хотя дочери совершенно не нравится.

— Что ты дергаешься? Ведь не больно же?

— Не люблю, когда у меня копаются в волосах. Это значит, что я лидер и не готова подчиняться, — тут же выдает полезную информацию Майя.

— Погоди, ты хочешь сказать, что если человек любит, когда ему делают прически, то он — ведомый приспособленец, а если ходит нечесаный или лысый, то он лидер?

— Ну да.

— Что-то в этом есть, — задумчиво комментирует Леша.

Я со вздохом переключаюсь на кота. Многочисленными научными исследованиями доказано, что люди, которые часто гладят кошек, реже страдают депрессией, гипер- и гипотонией, менее подвержены стрессам, плохому настроению. Кошкотерапия широко используется при лечении умственно отсталых детей, пациентов с расстройствами психики, сердечными заболеваниями. Также кошки помогают исцелению людей, страдающих алкогольной и наркотической зависимостью. Это прямо все про меня — и про расстройства психики, и нелады с сердцем и периодическим подвисанием на ровном месте. Про успокоительное в промышленных количествах и говорить не стоит.

Жалко, что все эти «многочисленные научные исследования» — чистая теория, не выдерживающая проверки практикой.

Впрочем, Леша давно освоил всю кошкотерапию на

практике, из всех нас он предпочитает гладить кота и всегда защищает его прямо-таки грудью. «Он не виноват, не виноват, — уговаривает муж. — Ты посмотри, какой он беленький, маленький. Он не специально!»

— Гад он и вредитель человечества, — традиционно огрызаюсь я. — Что ты его таскаешь? Ребенка никогда не заставишь на руки взять, а эту гнусную морду — пожалуйста.

Почувствовав изменившееся настроение, кот недовольно вывернулся из-под руки. С его точки зрения, вредителей в этой семье хватает, но его хвостатое святейшество к ним точно не относится.

Утро — очень хорошее время. Можно даже съесть завтрак — омлет и бутерброды с маслом. Не помню, когда я последний раз ела завтрак. Или обед.

— Так, всё, не шебуршитесь. Мне надо собрать вещи, а то мамант меня убьет, — весело отбиваюсь я. — Леш, вы с Женей погуляйте через часик. Не забудь в одеяло поверх комбеза завернуть. Вот, на кровать выкладываю. Ты смотришь?

— Да-да, — рассеянно отвечает Леша.

Уезжаем с Майей в больницу сменить свекровь.

♦♦♦

У меня много знакомых, даже есть один депутат, который ласково улыбается, когда я прихожу к нему согласовывать текст интервью. Сделать так, чтобы нас перевели в московскую больницу, для него — раз плюнуть. По крайней мере, именно так я представляю работу депутатов. Им звонят люди и говорят: «Уважаемый Н.! Нам очень надо обследовать своего ребенка в лучшей больнице». А он отвечает: «Да раз плюнуть!»

Я дозвонилась с пятнадцатого раза. И то потому, что мой номер, видимо, был забит у депутата «в хорошем списке».

— До начала заседания три минуты. Коротко и по существу.

— У моего ребенка сахарный диабет. Хочу обследоваться в больнице в Москве. Скорее! — отрапортовала я.

— Понял, тебе позвонят после обеда.

После обеда секретарь выдала телефон и фамилию. Еще через двадцать минут нас выгрузили из ставшей родной реанимации и, завалив бумажками, повезли в Москву.

Столичная палата оказалась рассчитана на двух мам и двух детей. Обычная, только очень жесткая кровать для мамы и странная конструкция, замкнутая железной, с лязгом поднимающейся решеткой, — для ребенка.

— Чтобы не выпал, если что, — пояснила нянечка, елозя тряпкой по полу.

Дана сидит у меня на коленях, обхватив ногами и руками, как маленькая обезьянка. Силы в этом обхвате — только карликовую обезьянку и удержать.

Перебираю задания: узнать рост и вес ребенка. А, вот, вес они уже измерили — тринадцать килограмм. Тринадцать? Было двадцать один! Ладно, спокойно, стройность украшает женщину. Украшает, я сказала.

Так, целый день писать в мерную емкость, измерять объем мочи и сливать в банку. Измерять, сколько ребенок пьет. Измерять уровень сахара — каждые два-три часа, перед едой.

Сдать анализы на кровь, кал. Ухо-горло-нос, окулист, невролог, ортопед, УЗИ... Да тут и здоровый загнется!

— А если мы специалистов не успеем сегодня пройти? — спрашиваю у зашедшей к нам медсестры.

— Вы и не успеете. Это вам на три дня. Вы, главное, анализы сдайте. И писать в баночку не забывайте! — назидательно поднимает палец она. Взгляд недобрый и равнодушный, как у придонного сома. Она совсем-совсем не похожа на светлого тихого ангела из реанимации. Спешит сесть за свой стол на посту и вязать крючком голубую салфетку.

В больнице можно очень быстро чему-то научиться, потому что в обычной жизни жалко тратить несколько часов на всякую ерунду, а в больнице времени хоть отбавляй.

Мы узнали, что аппаратик, похожий на пейджер, называется глюкометр. И что перед измерением сахара надо мыть руки, и что самое не больное — тыкать прокалывателем чуть-чуть сбоку от подушечки среднего пальца. Дана даже сама научилась засасывать капельку с пальца глянцевитой тест-полоской. После каждой процедуры она заботливо спрашивает: «Ты поел, мой кровожадный телефончик?» Телефончик сыто мигает и выдает результат.

Обычно — неутешительный.

Съесть что бы то ни было моему ребенку теперь очень непросто.

Сначала надо подсчитать, сколько в еде хлебных единиц. Это такая мера измерения углеводов для диабетиков в нашей стране. Одна хлебная единица — это кусочек черного хлеба весом 25 граммов или кусочек белого весом 20 граммов. Чувствую себя блокадницей. В одной хлебной единице 12 углеводов. Все говорят разное — от 10 до 12, но мы взяли 12. Потому что 10 углеводов это гораздо меньше 12, если речь идет о твоем ребенке, провожающем голодным взглядом каждый кусочек огурца.

За один прием пищи дочка может съесть не больше трех хлебных единиц, или 36 углеводов.

Перед каждым приемом пищи следует измерить уровень сахара и сделать укол инсулина. Питаться чаще, чем раз в три-четыре часа, невозможно. Инсулин накладывается друг на друга, и просчитанные дозы начинают вести себя совершенно неправильно.

То есть моя дочка не может съесть на улице мороженое или попробовать мамин блинчик со сковородки. Черт, наверно, с блинчиками вообще придется завязывать. И вообще со всей вкусной едой? Лучше бы мы умерли!

Я встряхнулась и отодвинула подальше к окну коробочку со шприц-ручками. Их две: так называемый ультракороткий инсулин «Новорапид» и инсулин длительного действия «Левемир».

Что мы узнали

Мы на базис-болюсной инсулинотерапии. Это значит, что надо делать инъекции длинного (базального) инсулина «Левемира», который необходим для глюкозы, синтезирующейся в организме между приемами пищи, а также инъекции ультракороткого инсулина «Новорапида», то есть болюсов, которые необходимы для снижения уровня глюкозы, получаемой нами с пищей.

Инсулин длительного действия действует около двенадцати часов и вводится дважды в день для обеспечения базального уровня между едой и ночью. «Новорапид» дает быстрый эффект уже через десять-пятнадцать минут после введения, его надо колоть перед едой, тогда к моменту, когда глюкоза из пищи перейдет в кровь, инсулин будет активен. Ультракороткий инсулин активно действует два-три часа, а через четыре часа на его действие рассчитывать уже не приходится.

Соседка Августина на кровати напротив завистливо косится на нас — к ее ножке примотан мочеприемник. Мы на нее — тоже. У Августины дырка в почке, и ей будут делать третью операцию подряд, но зато потом это закончится, и она будет здоровой.

— Детка, скушай бутербродик, — уговаривает мама Аня. — А соку хочешь? Может, печенья?

Августина отталкивает мамину руку. Данка рыдает.

Я пытаюсь отвлечь дочь Корнеем Чуковским, но как можно отвлечь человека, если за полтора метра от него на тумбочке лежит гора вкусной еды, и кто-то бессовестно чавкает под самым твоим носом?

Аня сочувствует Дане и накрывает еду розовым полотенцем. Получается еще хуже.

Дочь лежит и гадает, что именно там спрятано, какие залежи запретной невероятной вкуснятины:

— А вот если на колбасу вместо хлеба положить два крекера. И помидоркой прикрыть...

Присказка про голодающих детей Африки уже не кажется такой смешной. Внезапно вспоминается, как Дана летом всё время пела вместо «мы едем-едем-едем в далекие края» — «мы едем-едем-едем в голодные края».

Вот и приехали...

— Дан, водички не хочешь?

Дочь мотает головой.

— А давай динозавров рисовать? Тоже нет? — вообще-то это правильно. Динозаврами уже зарисована вся моя записная книжка и немножко стены рядом с кроватью. Вчера мы с Аней едва успели отмыть их до обхода врача.

— Молодцы мамочки, следят за чистотой в палате. Гигиена прежде всего, — кивал старенький нефролог, одобрительно оглядывая тряпки в наших руках.

Мы преданно кивали, закрывая спинами недомытый кусок хвоста.

— А про котика почитаем?

Августина с Даной соглашаются.

Наш затертый до дыр «Усатый-полосатый» занимает почетное место на маленьком общем столике посреди палаты. Доходим до слов о том, как девочка учит котенка говорить:

— Котик, скажи «мячик»...

— А он говорит «мяу», — подхватывает Данка.

— Скажи «лошадь»...

— ...А он говорит «мяу».

— Скажи «э-лек-три-чес-тво»...

— ...А он всё мяу да мяу!

Начинаем историю заново, и на словах «Принесла кусочек сала, говорит котенок: "мало"» обогащенная новым опытом Дана комментирует:

— Кушать захотел — сразу говорить научился!

Глава 5

Дни в больнице тянутся медленно. Кажется, я была дома не одну, а целых три жизни назад. Я почти не помню, как выглядит сын и когда у дочки заканчивается школьный семестр. О спокойной ванне, полной пены и горячей воды, остается только мечтать. Зато телефон стал предметом первой необходимости, почти как глюкометр и коробочка с инсулином. Вчера мы целый день измеряли количество выпитой воды и собирали мочу в специальную банку, предварительно тоже измерив. Расписание дня выглядело так:

07:54 — выпили воды 55 мл.

08:00 — моча 60 мл.

09:00 — завтрак. Измерение сахара крови — 16,4 ммоль/л, вкололи 4 ед. новорапида, 2 ед. левемира. Съели еды на 3 ХЕ: каша (1,5 ХЕ), хлеб с маслом (1 ХЕ), кофе с молоком (0,5 ХЕ), яйцо.

10:17 — выпили 25 мл воды.

10:45 — воды 10 мл.

10:50 — моча 160 мл.

11:00 — перекус. Измерили сахар крови — 20,3. Расстроились. Вкололи 2 ед. новорапида и съели печенье на 0,9 ХЕ.

12:25 — 130 мл мочи.

13:00 — обед. Измерили сахар крови — 12,1 ммоль/л. Вкололи 4 ед. новорапида, съели обед на 3 ХЕ: суп гороховый (0,5 ХЕ), каша гречневая (1,5 ХЕ), компот несладкий (0,5 ХЕ), 1/3 яблока (0,5 ХЕ).

14:00–16:00 — сон.

16:00 — перекус. Измерили сахар крови — 8,3 ммоль/л. Обрадовались и на радостях съели немного отварной говядины без всяких уколов. Там же одни белки.

16:35 — вода 60 мл, моча 140 мл.

17:00 — вода 75 мл моча 100 мл.

18:00 — ужин. Измерили сахар крови — 12,9 ммоль/л. Поняли, что радовались несколько преждевременно. Вкололи новорапид 4 ед. Ужин на 3 ХЕ: карт. пюре (2 ХЕ), несладкий компот (0,5 ХЕ), половинка яблока (0,5 ХЕ).

20:30 — измерили сахар крови — 5,4 ммоль/л. Это очень хороший результат! Съели слоеный хлебец на 0,9 ХЭ, чтобы не бояться ночной гипогликемии.

21:10 — 100 мл мочи.

21:45 — 75 мл мочи.

22:00 — вода 25 мл. Измерили сахар крови — 7,4 ммоль/л. Ввели 1 ед. левемира.

23:00 — вода 125 мл.

03:00 — измерили сахар крови — 17,6. Медсестры на посту не было, а врач сказал ни в коем случае самой ничего не вкалывать. Легла дремать, кусая губы.

06:00 — измерила сахар крови — 16,2 ммоль/л. Медсестра была — вкололи новорапид 1 ед. Дана даже не проснулась. Заодно сдала собранную мочу, получилось 805 мл. А воды за день дочка выпила 575 мл, но ведь еще были суп, компот и кофе. Думаю, литр жидкости мы все-таки выпиваем.

Утренний сахар сегодня порадовал — 9,1 ммоль/л. По крайней мере, мы в десятке. Можно позвонить домой и узнать новости.

— Алло, Клавдия Анатольевна? Как ваши дела? Что Женька?

— Отлично. Хорошо кушал. Какал два раза. Спал. Только всё время на левый бок поворачивается, у него и головка немножко сплющилась.

— Надо полотенце подкладывать, — заволновалась я. — Или можно кровать повернуть. Кормить еще на другой сторо...

— Держи ножки, держи, Никита!

— Клавдия Анатольевна?

— Минутку, мы с Самсоновичем пеленаем. Ник, ну кто так держит, это же не транзистор, а живой ребенок. Во-о-от... А кто тут мой лучший в мире, кто мой хорошенький? Никита, я не тебе.

— Клавдия Анатольевна, почему у нас в квартире Константинов? — громким шепотом интересуюсь я.

— Потому что мой сын — подлец. Усвистал на семинар, а кто будет составлять программу для школ? Согласно приоритетным направлениям развития образования? Ректор?

— Так я не поняла, Никита Самсонович пришел к нам, то есть к вам, чтобы составить программу?

— Ну да. У нас взаимовыгодное сотрудничество. Я ему программу, а он с Женечкой погуляет.

— А где Семен Филиппович? — осторожно спросила я.

— Они с Майкой в картинной галерее. Я их выперла, чтобы под ногами не болтались. Да, мое солнышко?

— Э-э, Клавочка...

— Никита, я не тебе!

Хорошо или плохо, что проректор гуляет с моим сыном? Не забудет ли он подоткнуть одеяльце? Поможет ли спасти от сокращения моих домашних?

Положив трубку, задумчиво вдыхаю аромат инсулина. Он довольно специфический, но не противный. Просто отчетливо узнаваемый. Немного похож на запах метро. Некоторым нравится, других передергивает от одного упоминания. Я пока не определилась с отношением. Но вот то, что смогу с закрытыми глазами найти инсулин на манер хорошей охотничьей собаки, — несомненно.

Делаю укол, старательно собирая кожу в складочку. Не захватывать мышцы, только жировая ткань. Какая у моего исхудавшего малыша жировая ткань? Ни бедро, ни предплечье не кажутся мне в смысле упитанности достаточно надежными. Только на животе еще осталось какое-то подобие жирка. Теперь взять шприц, перехватить его, как дротик для игры в дартс — мысленно проговариваю инструкции — и, быстро разогнавшись, вонзить шприц. Ой! Разогнаться удалось, а вот попасть — нет. Шприц-ручка улетела под кровать.

— Мам, ты чего кидаешься? — открывает глаза Дана. Она зажмуривается, чтобы не видеть страшного момента, когда игла вонзается в кожу.

— Не умею играть в дартс, — бормочу я, вытирая животом пыль под кроватью. — Старость не радость, ох-хо-хо.

Наконец выползаю с добычей. Иголка погнулась и поцарапала запястье. Чертовски больно! Как такая маленькая иголка может приносить столько боли? Укол вообще не должен ощущаться. Техника так и называется — безболезненных инъекций. Идиоты.

Меняю иголку, поминутно облизывая запястье. Итак, складочка, прицелиться, ускориться... Попала. Дана вздрагивает всем телом, будто в нее вонзилась не маленькая игла, а, минимум, разрывная пуля. Некоторые говорят, что надо считать до пяти. А другие — что до пятнадцати. На всякий случай считаю до двадцати, мысленно проговаривая невесть как всплывшую из детства считалку: «Раз, два, три, четыре, пять, шесть, семь, восемь, девять, десять, царь велел ее повесить, а царица не дала и повесила царя». Насколько помню, дело кончается тем, что царь в помойку улетел, но мы до таких деталей не доходим — достаю шприц раньше.

Складываю всё потенциально опасное на подоконник — самое недоступное для детей место — и выглядываю в коридор: надо сделать отметку об уколе у медсестры.

В коридоре неожиданно обнаруживается вечно запертый в палате Димка.

— Привет, — улыбается он.

Я невольно улыбаюсь в ответ. Димка очень обаятельный. У него огромные, на пол-лица, мультяшные глаза и вытянутые на коленках треники. Я думала, ему четыре года, но ему уже десять. Димка не растет. Он ворует сахар и хлеб из чужих холодильников и ждет, что мама-алкоголичка заберет его домой. Только вот мама не заберет. Она даже ни разу не пришла навестить сына.

— Что делаешь? — заводит светскую беседу Димка. — Не знаешь, чье это яблоко?

На столе у медсестры лежит краснобокий глянцевый фрукт, будто сделанный из папье-маше.

— Не знаю. Но у меня тоже есть яблоко. Хочешь?

Глаза Димки загораются. Это настолько завораживающее зрелище, что я ненадолго зависаю на полпути к холодильнику.

— Так где твое? — подгоняет собеседник.

Выдаю ему зеленое «симиренко» из собственных запасов. Димка вгрызается в него, как оголодавшая гусеница.

— Ах ты, гаденыш! Отдай немедленно! — придонная медсестра несется к нам разгневанной фурией. Димка начинает жевать быстрее и чуть не давится особо крупным куском.

— Это я ему яблоко дала. Что вы ругаетесь? — ужасно боюсь скандалов. Но не бросать же крошечного Димку наедине с этим придонным ужасом. Может, переименовать ее в Ската? Вон как молнии мечет.

— Вы что, издеваетесь? Он и так из всех холодильников

еду ворует! Вы не видите, что он заперт? Ему ничего нельзя, у него желудок совсем расстроен. Он теперь три дня с горшка не слезет, а мне убирай!

— А нормально разговаривать тоже нельзя?

— Вы бы, мамаша, за своим ребенком смотрели. Никак сахар не можете в десятку вогнать. На обед давно пора идти, а вы тут прохлаждаетесь. Совсем без мозга! — медсестра заталкивает Димку в палату.

Он прижимается лицом к стеклу, размазывая яблочный сок по щекам.

— Прости, — шепчу я и прячусь в палату. Изо всех сил прижимаю к себе Данюшу. Она покорно выдерживает объятие и осторожно спрашивает: кушать еще не пора?

— Сейчас пойдем.

Делаю три глубоких вдоха. Разворот. Не смотреть на измазанное соком стекло соседней палаты. Не смотреть, не смотреть.

Спускаемся по огромной лестнице, которая больше подошла бы для красной дорожки «Оскара», чем для маленьких ножек больных детей. Больница расположена в старом особняке, там высоченные потолки и широкие лестницы. Но Дана терпеливо преодолевает два пролета, отдыхая на каждой пятой ступеньке. Ведь мы идем в столовую!

Походы в столовую — главные радости нашего больничного бытия. Как хорошо, что они случаются три раза в день, но нам бы хотелось немножко больше. Есть еще полдник в виде мандаринки и киселя, но он не подразумевает гордого шествия по лестнице.

— Нам на три единицы! — выпаливаю в окошко раздачи.

Больничная Фрекен Бок наливает суп — два половника.

— Пол-единицы, — бормочу я.

— Есть котлета на единицу и две столовых ложки гречки — еще единица.

— Итого две с половиной.

— Можете еще кофе на оставшееся взять. Вон в той кастрюле без сахара.

Ставлю перед счастливо замершей дочерью тарелки: суп, каша, котлета

— И еще знаешь что? Кофе!

— О!

Кофе только называется кофе. На самом деле, это напиток трудно определимого происхождения. Но дочери очень нравится пить что-то, кроме воды и несладкого чая.

Мы в центре внимания. Вокруг мамы и дети с прописанной безглютеновой диетой, дети-диабетики, дети с болезнью Крона. Они капризничают и плохо едят. Но не мы.

Дана наворачивает суп. Потом, улыбаясь, переходит к гречке. Она священнодействует, и зрители восхищенно провожают каждое движение погнутой алюминиевой ложки.

— Как она у вас хорошо кушает, — вздыхает мама толстенького белобрысого мальчика.

«У вас, наверно, тоже», — хочу сказать я. Но вовремя осекаюсь. В таких делах лучше дипломатично улыбнуться. Может, у ребенка нарушен обмен веществ, и он, несмотря на свой внешний вид, довольствуется маковой росинкой.

В столовой появляется Димка под конвоем медсестры. Ему выдают тарелку каши, и он медленно рисует в ней круги и спирали. Как только приставленная к нему медсестра отвлекается, прячет в кулак кусок сахара. Анимешные глаза просят не выдавать. И я молчу. Молчу, зная, что весь вечер он проведет на горшке, а потом будет давиться таблетками под грозные крики санитарок.

Придонная грозно зыркает в мою сторону, и я резко отворачиваюсь. Слава богу, все магниты, массажи и прочие процедуры уже сделаны. Давно известно, что в государственных учреждениях надо закатить хороший скандал или сунуть взятку. И то, и другое я не умею делать категорически. Вероятно, я слишком труслива, кроме того, натура хорошо воспитанной маминой дочки берет верх при виде любых казенных стен.

Надо рявкнуть, продемонстрировать хамский рык альфа-самки — и отношение к тебе тут же изменится.

Вот Аня вчера, когда у Августины поднялась температура, попросила парацетамол. А медсестра забыла его принести. Она вообще всё забывала и только говорила по телефону, шепотом хихикая в трубку.

Августина стонала. Термометр показывал 39,4.

Мы с Даной тряслись рядом. «Вдруг это заразно, — думала я. — За что нам всё это? За что бедной Августине? Димке?»

А Аня не думала. Она пошла и так наорала на медсестру, что дрожало стекло в двери. Грозилась главврачом, федеральными СМИ и почему-то ОМОНом. Парацетамол тут же нашелся. И какой-то специальный укол. А также бесплатные свечи виферон для нас, чтобы не заразились, чистое белье и вежливые слова. Медсестра заглядывала в палату каждые полчаса.

Чувствую себя слабаком. Ведь это я работаю журналистом и должна уметь устраивать разборки. Хотя мысленно иногда растираю противника в порошок и развеиваю по ветру, в реальности мои рефлекторные действия — уговорить и умаслить. Синдромом Омеги я страдала дня три. А потом с удивлением обнаружила, что в выигрыше от всей этой ситуации остаюсь... я. Видимо, по контрасту доброго и злого следователя, хотя я ни в какие разборки не влезала, симпатии обратились в мою сторону. Нам с Даной натащили лекарств и даже шприц-ручек, предлагали унести в столовую ненужную посуду, поменяли одеяло...

Вчера пожилая медсестра зашла в палату с вопросом:

— Какой у вас размер ноги?

— 38. Почти, — от неожиданности призналась я.

— Отлично! Я тут ботинки принесла. Они совсем хорошие

еще. Жалко выбрасывать.

Я максимально вежливо отвергла идею щеголять в старушкиных обносках, но поймала себя на том, что улыбаюсь. Пусть я не грозная акула-каракула, зато меня любят. И это в конечном счете оказывается не менее сильным оружием.

Сегодня у нас рекордно хороший сахар продержался целых четыре часа. Сначала было 5,8, а потом 8,4. Вечером опять взлетели «в облака» — 15,1. Бодро улыбаюсь дрожащими губами. Для обучения всем нужно время. И кто виноват, что приходится учиться на собственном ребенке. К сожалению, я не знаю. А то бы всё было так просто...

Изучаю книжечку для родителей диабетика.

Там всё написано очень понятно, видимо, с учетом оглушенных шоком болезни мозгов. Но я всё равно перечитываю каждый абзац по два-три раза, стараясь вникнуть в сакральное знание пооснователнее.

Почему развился диабет?

На сегодняшний день известно, что сахарный диабет развивается у генетически предрасположенных людей под влиянием факторов окружающей среды. Риск заболеть диабетом может передаваться по наследству. Даже если среди родственников нет ни одного больного диабетом, они могут иметь повышенную генетическую предрасположенность к этому заболеванию. И хотя она не проявилась у них, вам передалась эта предрасположенность. Под действием различных причин (детские инфекции, вирусные простудные заболевания, стресс и др.) эта предрасположенность переросла в заболевание — сахарный диабет.

Можно ли заразиться диабетом?

Конечно, нет! Причина возникновения диабета совсем другая и не имеет никакого отношения к инфекциям. Поэтому заразиться сахарным диабетом нельзя.

Могло ли стать причиной диабета большое количество сладкого?

Нет, сладости не приводят к развитию диабета. Большое количество сладкого могло лишь ненамного ускорить начало диабета, и он проявился чуть раньше. Только поэтому врачи не советуют есть много сладкого, особенно в семьях, где есть больные диабетом. Другое дело, если употребление большого количества сладостей приводит к развитию ожирения. Ожирение может стать причиной развития диабета второго типа или существенно ускорить развитие диабета первого типа.

Может ли диабет исчезнуть?

К сожалению, нет. Если это не ошибка, и диагноз «Сахарный диабет» не вызывает сомнений, он не исчезнет. Однако в первые месяцы после начала диабета и назначения инсулина течение его у некоторых детей бывает настолько легким, что можно подумать о выздоровлении. Доза инсулина снижается всего до нескольких единиц, а иногда он даже вовсе отменяется на некоторое время. При этом содержание глюкозы в крови нормальное или чуть повышенное. Происходит это потому, что, когда назначается инсулин, организм частично как бы возвращается к нормальному состоянию, а поджелудочная железа, немного отдохнув, начинает выделять больше инсулина. Этот период называется ремиссия — временный уход от проявлений

**болезни, который может иметь разную длитель-
ность — от нескольких недель до (реже) одно-
го-двух лет. Однако позднее потребность в инсу-
лине всегда повышается. Это не должно пугать или
огорчать. Это обычное, нормальное течение диабета. Самое главное — не доза инсулина, а хорошая
компенсация.**

Надо же, у некоторых диабет может несколько лет не доставлять никаких хлопот. А у нас, а мы... Хлюпаю носом. Скользкие пальцы не могут нажать на экран телефона, не отвеченный звонок лягушкой прыгает в руках.

«Дорогой муж» — значится на экране. Я решительно вытираю руки о подушку и все-таки уговариваю сенсорный экран принять вызов.

— Да?

— Я не могу не ехать, — продолжает заранее начатый монолог муж. — Без этой командировки не сдать отчет по гранту. А деньги сейчас, как ты понимаешь, нужны. Я ж тебе говорил про это!

— В командировку? Сейчас?

Никогда не пойму мужчин. Как можно ехать в командировку, когда твоя дочь одной ногой стоит в реанимации? Как оставить двухмесячного сына на деда с бабкой? Как можно нас бросить в такой ситуации?

— Ты охренел? Ты вообще соображаешь? Совесть есть? — ору я.

— Всего дней на пять. Я не могу отменить. Вопрос жизни и смерти.

— Это у нас вопрос жизни и смерти! Это мы не можем отменить! Хотя очень хотелось бы, чтобы могли.

— Всё, не могу говорить, перезвоню. Ректор пришел, должен бумаги подписать.

Он едет в Польшу. В гребаную, мать ее, Польшу.

Развлекаться на конференции. А мы тут умираем в компании придонной медсестры. Очень жаль, что Польшу не завоевали в свое время окончательно.

Ненавижу поляков. Ненавижу мужа. Ненавижу больницы.

— Ты слышала? — оборачиваюсь к Ане. — Нет, ты это слышала?

Аня, конечно, слышала. У нее нет двусторонней глухоты, а пространство палаты в десять квадратных метров исключает приватность.

— Бросил? — затаив дыхание в предвкушении драматических новостей, переспрашивает она.

— Да! На целых пять дней! Скотина, предатель! И от этого мужчины я родила троих детей. Дур-р-ра!

— Мужчины часто не выдерживают жизни с рядом с болезнью. Вот мы в прошлый раз лежали с Тамарой, у них сына парализовало, а потом дочка под машину попала. Так муж от нее сразу ушел. Через месяц нашел новую любовь.

— Все мужики козлы, — вступает в разговор Августина.

— Мам, а почему козлы? — с интересом уточняет Дана. — Они родились в год козла? Я дракон, а они — козлы?

Не верю, что Леша за пять дней найдет себе новую любовь. Какая может быть любовь, когда твоя дочь даже не может съесть тарелку макарон! Но вот так просто уехать и сидеть в кафешке, разговаривая про Достоевского, когда мы ежечасно стараемся не дышать восемь секунд, пока глюкометр обрабатывает результаты? Ладно, всего десять раз в день меряем. А иногда даже девять. Но от этого не легче!

Дана укладывается в кровать, и я беру ее за руку, с трудом лавируя между железных прутьев.

— Спи, мой сладки... Несладкий, несладкий! Просто персик. Солнышко! Ты мое рыжее солнышко.

— А ты моя ягодка! Ты мой бананчик! Ты моя сосисочка! — Данюша прижимается к ладони щекой с твердым намерением не отпускать ее всю ночь.

Я не смогу жить одна, с ужасом понимаю я. Даже гордо хлопнуть дверью и сказать: «Пошел вон, предатель!» — не в моих силах. Без мужа мы пропадем. Женька, Майечка... Как же вы без меня? А если без папы? Слезы застилают лицо, и я ловлю стекающую влагу губами, хлопая ртом, как бестолковая рыба.

Где-то в районе затылка вибрирует будильник — 00:00. Время первого ночного измерения сахара.

Что мы узнали

Высокий сахар — это очень плохо. Но у диабетиков встречается и кое-что похуже. Никогда не догадаетесь что. Низкий сахар!

Мой главный ночной кошмар — гипогликемия. Это состояние, когда уровень глюкозы в крови падает сильно ниже нормы. Такое случается, если переборщить с дозой инсулина или если ребенок не доел предложенную еду. Если вовремя не засечь понижение сахара, то легкая гипогликемия может перейти в тяжелую, при которой человек теряет сознание и бьется в судорогах. Гипогликемия может привести к смерти.

Причем, если рост уровня сахара крови происходит постепенно в течение нескольких часов, то падение совершается стремительно. Если ты не успел дать ребенку глюкозу, когда его сахар крови равнялся 3 ммоль/л, то через 15 минут можешь уже не успеть дать ничего, так как сахар упадет ниже 1,5 ммоль/л, и ребенок потеряет сознание. В этом случае надо делать укол глюкогона.

Когда у человека начинается гипогликемия, он сначала замечает общие симптомы: дрожь, потливость, сердцебиение. Окружающие обратят внимание на раздражительность и изменение поведения,

которые означают, что страдает головной мозг. Из-за отсутствия глюкозы он начинает плохо функционировать, люди становятся плаксивыми или злыми, сонными или рассеянными и начинают вести себя неадекватно, например, мазать маслом салфетки и есть их, приняв за бутерброды. Даже когда диабетик осознает, что у него сильная гипогликемия, он иногда с трудом заставляет себя есть и пить, даже если еда стоит прямо у него под носом. Тело просто не подчиняется приказам головного мозга.

Тем не менее, когда мы бодрствуем, обычно замечаем симптомы гипогликемии вовремя, ведь они у детей, как правило, выражены очень ярко:

- бледность кожи
- потливость
- плаксивость
- раздражительность
- утомляемость
- склонность к спорам
- голод
- дрожь
- тошнота
- слабость
- спутанность речи

Другое дело, когда мы спим. В этом случае поведение ребенка никак не предупредит нас о том, что у него начинается гипогликемия. Вся надежда на глюкометр. Исследования показали, что 30-40% детей имеют ночные гипогликемии.

Уровень, при котором человек начинает испытывать симптомы гипогликемии, постоянно меняется в зависимости от того, как часто у него был низкий уровень сахара крови в последние несколько дней. Если обычно гипогликемия начинается при уровне 3,7 ммоль/л («гипогликемия на нормальном уровне»), то у нас после запредельных сахаров даже нормальный уровень глюкозы в 4—4,5 ммоль/л вызывает симптомы гипо.

Я трогаю лоб дочери, но он прохладен, предательских капель пота нет. Очень часто ночные гипогликемии пропускают, и они отзываются ночными кошмарами, разбитостью и головной болью. В лучшем случае.

Глава 6

Утром жить всегда легче. Первой просыпается надежда на лучшее, и ты, еще не открывая глаз, ставишь галочку в графе «новый день». Еще до завтрака может произойти много хорошего. Например, день окажется солнечным, уровень сахара приемлемым, а Августина не закатит скандал.

Мы с Даной уже лихо пользуемся шприц-ручками. Это такие специальные устройства, похожие на детские шариковые ручки, только без динозаврика-стиралки на конце, зеленые и оранжевые. Маленькие иголочки меняют раз в два-три дня, хотя полагается после каждого укола. Но иначе никаких денег не напасешься, так что медсестра сказала: «Не выдрючивайся, все так делают».

Я не очень уверена в своих знаниях анатомии, поэтому мы обвели йодом зоны, в которые нужно делать уколы: кусок руки от плеча до локтя, передняя поверхность бедра, живот. Нам уже не нужна медсестра, которая держит ребенка, пока ты дрожащими руками вкалываешь инсулин.

Дочь сама громко считает до десяти, после чего командует: «Вынимай!» И я достаю иголку из тела. Стараюсь не обращать внимания на синяки. На животе почти не осталось жирового слоя, и, оттягивая тоненькую складочку кожи, я тщетно пытаюсь найти место потолще. Запах инсулина преследует меня даже в туалете: обнюхиваю ладони, пытаясь смыть его тоннами жидкого мыла.

Но хуже всего дело обстоит с арифметикой. Мои гуманитарные мозги жалобно скрипят, пытаясь справиться с расчетом хлебных единиц и количества доз инсулина на каждый прием пищи.

Для вычисления количества граммов углеводов в еде нужно использовать этикетки с указанием содержания углеводов в 100 граммах продукта или специальные таблицы ХЕ. Я нашла в телефоне целые портянки с описанием количества ХЕ, содержащихся в том или ином продукте. Проблема в том, что таблицы эти сильно отличаются друг от друга. Но пока выбрать наиболее близкую к нашей с Даной реальности не получается. Всё понимаешь опытным, будь он неладен, путем.

Пока нам дали жесткую схему питания, которой надо придерживаться.

Завтрак в 09:00 на 3 ХЕ, за 15 минут до еды колем 4 единицы «Новорапида» и 1 единицу «Левемира».

Обед в 13:00 на 3 ХЕ, за 15 минут до еды колем 4 единицы «Новорапида».

Ужин в 18:00 на 3 ХЕ, за 15 минут до еды колем 4 единицы «Новорапида».

Перекус в 22:00 на 1-2 ХЕ и колем 1 единицу «Левемира».

На завтрак нам надо продумать еду на 3 ХЕ. Например, порцию гречки на 1,5 ХЕ. Смотрим таблицу хлебных единиц — ага, 60 граммов каши=1 ХЕ. Взвешиваем кашу на 1,5 ХЕ, т. е. 90 граммов. Добавим сюда яблоко весом 146 г (90 граммов яблока=1 ХЕ), получается яблоко даст еще 1,5 ХЕ. Итого завтрак на 3 ХЕ готов. Теперь смотрим уровень сахара в крови. Он довольно высокий — 11,2 ммоль/л, тогда как нам надо стремиться удерживать 6–8 ммоль/л. Поэтому надо уколоть больше инсулина. Не 4, а 5 единиц. На самом деле, надо бы уколоть 4,5 единиц инсулина, но как мы уколем? У нас ведь в шприц-ручке только целые единицы. Значит, надо пересчитывать еду... Добавим еще чай с молоком. Чай, слава богу, безуглеводен, поэтому считаем только количество молока. 1 ХЕ=200 мл молока. А нам надо добавить к завтраку примерно 0,3 ХЕ, то есть следует налить в чай дочери 60–70

мл молока. Где тут моя мерная бутылочка? Главное, не перепутать ее с той, которой мы меряем мочу.

У взрослых диабетиков всё проще: 1 ХЕ повышает их сахар крови всего на 1—2 ммоль/л, а у дочки на 7—8 ммоль/л. Ее диабет похож на американские горки, когда малейшее отклонение от маршрута влечет за собой длинную череду падений и взлетов.

На самом деле, как намекает врач, всё гораздо сложнее: надо учитывать чувствительность к инсулину, но мне бы пока справиться с данным уровнем. Непривычно ощущать себя тупицей, если всегда была умницей, и комплекс отличницы пока не выветрился из подкорки. То, с чем я априори не могла справиться, обычно оставалось за пределами моих интересов.

Взять под контроль сахар никак не выходит. И это я считаю только одни указанные на упаковке углеводы. А ведь есть еще, так их разэтак, жиры и общая калорийность. Псевдобезуглеводное мясо и обезжиренный сыр обступают меня кулинарными Сциллой и Харибдой. И даже безопасные помидоры с огурцами норовят устроить пробоину в днище моего спокойствия, вызывая у ребенка газы и вздутие живота.

В палату вместо привычного главного эндокринолога области заходит молодая ординаторша.

Дана дает себя осмотреть, послушать. Показывает волосы (почему их всех интересуют волосы, у нас же не педикулез?), ноги и руки. Лезу в интернет. «Как предотвратить выпадение волос при сахарном диабете второго типа?» «Нет облысению диабетиков». Но мы-то не мужики за сорок! Мы — девочки нежного возраста, и волосы у нас, хоть и не очень чистые, — вполне нормальны.

— Как всё началось? — просматривая нашу тетрадочку с ежедневными записями, спрашивает врач.

Тезисно обозначаю нашу историю: сначала ребенок стал много пить, затем писать в постель, потом рвота, неправильный диагноз «ротавирус», реанимация...

Врач сочувственно кивает:

— Знаете, сколько к нам сейчас таких вот малышей-диабетиков попадает? Страшные истории сегодня должны начинаться так: «Жил-был один человек и вдруг начал писать...» А что это вы ночью так падаете? Давайте снизим базовый инсулин.

На самом деле, низкий сахар для диабетика еще хуже, чем высокий. Повышается сахар несколько часов, и за это время спокойно можно успеть сделать укол инсулина. А вот падает стремительно — это вопрос нескольких минут. Гипогликемия быстро ведет к потере сознания, и вот тогда съесть что-то сладкое можно и не успеть.

— Лучше всего сок, — авторитетно советует ординаторша. — Яблочный вот тут у нас продается по сто граммов — как раз на одну хлебную единицу. Лучше всего в бутылку детскую перелить с соской, если что. Сосать-то и на рефлексах можно.

Я хмурюсь. Мне не хочется, чтобы мой ребенок сосал на рефлексах. Я хочу, чтобы он был веселым и здоровым. Предыдущий врач мне нравился больше.

Про то, что гипогликемию лучше всего поднимать таблетками глюкозы или фантой, я уже прочитала. Одна таблетка глюкозы (3 г) поднимает уровень глюкозы в крови примерно на 4 ммоль/л. Вообще-то надо рассчитывать одну таблетку глюкозы на 10 кг веса, но в нас теперь как раз 11 кг, так что можно не трудиться, пересчитывая коэффициенты. Если съесть таблетку глюкозы, то минут через 20 сахар крови поднимется примерно на 4 ммоль/л. Но где я возьму глюкозу в больнице?

Вместо нее натаскала, не хуже соседа Димки, из столовой

куски сахара-рафинада. Сахар = глюкоза + фруктоза, поэтому он не дает такой же быстрой реакции, как чистая глюкоза. Кроме того, ночью липкий и крошащийся сахарный кусочек — не лучший выбор. Но альтернатив не так чтобы много. Если надо быстро поднять глюкозу, нужно избегать продуктов, которые содержат много жиров: шоколада, печенья, молока, какао. Они замедляют эвакуацию пищи из желудка, поэтому глюкоза позже попадет в кровь.

Наконец, обход окончен. Назначенные анализы нам приносит медсестра, которой лет восемьдесят. Она любит поговорить, поэтому мы все знаем, что раньше она работала врачом в этой же больнице, а теперь ее держат медсестрой, потому что не умирать же бывшей коллеге с голоду. Я рассеянно поддакиваю.

— Ты тоже плохо слышишь? — ловит меня на несоответствии старушка. — Я перенесла сложный отит и с тех пор тугоуха. Теперь нас двое!

Кажется, я неудачница.

Когда на душе погано, то можно поднимать себе настроение, а можно зарыться поглубже в ил и ощутить вокруг темноту. Тогда можно с полным правом жалеть себя, демонстрируя окружающую мерзость бытия. А еще плохое настроение хорошо гасить с помощью сладостей. Я встаю и решительно двигаюсь к холодильнику. Но там меня ждет полнейший афронт. В моем пакете только яблоко и абсолютно несладкий клейкий творожок для детского питания, тогда как требуется, по меньшей мере, кусок торта и отбивная. Или мороженое с кусочками сырного печенья, или...

— Я в магазин. Присмотришь?

Аня кивает и просит захватить чайных пакетиков. Переодеваюсь, вытаскивая из шкафчика, перенесенного сюда из младшей группы детского сада, куртку и ботинки, обмотанные полиэтиленовыми пакетами.

Существует мнение, что диабетикам нельзя есть ничего

вкусного. Это не так. Современные ученые уже изобрели суперскоростной инсулин, и, теоретически, люди с диабетом первого типа могут есть даже торты с пирожными, ведь калорийность блюда для них не так важна, как для диабетиков второго типа. Вопрос в объеме. За один прием пищи ты можешь съесть углеводов на три хлебных единицы. Это крохотный кусочек торта размером со спичечный коробок. И больше в течение трех-четырех часов есть ничего нельзя.

Покупаю печенье, конфеты и баночку мяса из серии детского питания — для Даны. Нельзя же пировать в одиночестве. А мясо практически безуглеводное, судя по этикетке на упаковке.

Свежепринесенные чайные пакетики кружатся в стакане, дочь смакует серую гомогенную пасту, я прихлебываю обжигающе-сладкое пойло. Жизнь кажется вполне сносной. Пока девочки вкушают послеобеденный сон, мы с Аней рассматриваем фотографии в телефонах, обсуждаем змеюк-свекровей и подлецов-мужей.

— Тихий час окончен, — комментирует старческий голос из коридора. — Третья палата, какой у вас сахар?

С сожалением запихиваю в рот остатки печенья и берусь за глюкометр. На экранчике неожиданно высвечивается 20,6 ммоль/л.

— Как же так? — бросаюсь я к медсестре. — В мясе всего два грамма углеводов было... Почему? Я всё дала по системе!

— Кто их знает, что они туда напихали. Крахмала набухали, вот и углеводы, — успокаивает меня старушка.

Что мы узнали

Белковая пища тоже оказывает влияние на сахар крови. Если съесть много белка (мясо, рыба, курица, семечки), то уровень сахара крови повышается. Только не сразу, а через три-четыре часа, потому

что переваривание белковой пищи занимает больше времени. Существует «правило покерной колоды»: кусок мяса размером с покерную колоду может не учитываться нами как ХЕ, а вот всё, что больше, необходимо считать, проверяя уровень сахара крови через три-четыре часа и подкалывая короткий инсулин на снижение.

— Э-э-э... — сглатываю, подавленная непосильностью задачи. — Но как же это всё учесть?

— Научишься, — машет рукой моя восьмидесятилетняя собеседница. — Все учатся, и ты научишься. Записывай всё и запоминай. Диабет штука такая, всё методом тыка определяешь. Жаркая погода — один сахар, холодная — другой, веселый ребенок — один сахар, плачет — другой. Побегал в футбол, опять же, упасть должен сахар-то.

Вкалываю дополнительную единицу инсулина на понижение и сбегаю в туалет. Из зеркала на меня смотрит незнакомка. Совсем не умудренная жизнью матрона, а испуганная девчонка. Не зря говорят, стрессы омолаживают. Десяток лет я точно скинула. И голова не болит совсем. Только вот седина... У меня много седины: длинными подпалинами вгрызается в голову от лба к вискам. Неужели так было и раньше? Какая разница! Лучше просто покрашусь в блондинку. Наверно, хорошо быть блондинкой. Жизнь ее балует, мужчины оберегают от слез и опасностей.

А от седых шатенок мужья уезжают в Польшу.

Возвращаюсь в палату, где Дана с Августиной докрашивают последние страницы альбома. Хорошо, когда лежишь с соседкой. Это значит, что у вас вдвое больше игрушек и взрослых.

— Мам, посмотри!

Я неосторожно, впечатленная обилием оранжевого:

— Такой веселый кто-то...

— Страшный! — возмущается дочь. — Это страшная змея.

Видишь, какие у нее глаза?

— Каждый видит в рисунке свое, — оправдываюсь я. — Всегда так бывает.

— Уйди, гадкая чепуха, — с обидой оскорбленного творца отворачивается Дана.

Аня делает большие глаза:

— А давайте мультики смотреть про «Машу и медведя»? У меня планшет зарядился.

Девочки усаживаются поближе к экрану.

— Борохова! Кто Борохова?

— Я. То есть она, — тыкаю пальцем в дочь. — А что?

— Четвертая группа крови. Диабетик, рыжая, да еще и кровь четвертой группы. Ну вы даете!

Забираю листок с анализом и, вытирая соринки, случайно попавшие в глаза, вдохновенно подпеваю Маше из мультика: «Ты варись мое варенье, не-о-бык-но-вен-но-е!»

Общий анализ крови мало что говорит мне. Приходится опять прибегать к помощи телефона. Что раньше люди делали без интернета? Особенно, если они не без диабета?

Гемоглобин 122, 5 г/л — в норме, надо уложиться в диапазон 110–140.

Эритроциты 4,53 ед/л — в норме, надо уложиться в диапазон 3,8–4,8.

Лейкоциты 5,62 — в норме, надо уложиться в диапазон 5,5–15,5.

Скольжу по уже совсем малопонятному списку ниже. И ничего не понимаю: всё абсолютно в норме. Разве что тромбоциты немного больше нормы — 550 при норме в 400. Но разве кровь не должна показывать наличие проблемных процессов в организме?

Умный телефон подсказал, что нет. Такой анализ

— классика жанра при диабете. Все показатели абсолютно нормальны, даже СОЭ, показывающий наличие воспалительных процессов в организме, 5 при норме от 2 до 15.

А вот биохимический анализ крови уже дает отклонения. Уровень глюкозы — понятно. Тут он еще вполне приличный — 8,2. На норму в 4,2–5,9 я теперь и не смотрю. Она пока не для нас. А вот еще какое-то отклонение от положенного:

Альбумин 39 г/л при норме 40–44.

Креатинин тоже нижняя граница нормы — 44 при приемлемом значении 44–80. Телефон поясняет непонятливой мне, что больше — не меньше. Креатинин — один из продуктов распада, которые выводят почки. При почечной недостаточности он накапливается в крови вместе с другими отходами, и больной ощущает симптомы интоксикации. Соотношение альбумина и креатинина в моче показывает наличие или отсутствие диабетической нефропатии. Слава богу, у нас пока ничего подобного нет. Но причин для оптимизма не так уж много: Данюша очень мала, и времени для накопления осложнений у нее — вся жизнь.

Лучше обратить внимание на уровень холестерина. При диабете очень важен контроль холестерина, потому что эта болезнь бьет по сердечно-сосудистой системе и в сочетании с холестериновыми бляшками резко повышает вероятность инфарктов и инсультов. Но пока и этот анализ у нас вполне хорош.

А жизнь-то налаживается!

Уже смелее отслеживаю количество минералов в крови: все на нижней границе нормы, но фактически мы укладываемся в рамки. На самом деле,

это ни о чем не говорит. Все эти солевые растворы вливали в дочку в реанимации целыми банками. И то налицо еле-еле достигнутая планка нормы. Поскольку диабет связан с потерей большого количества жидкости, организм вместе с мочой теряет и нужные микроэлементы: калий, натрий, хлор, кальций, магний. Все они — ключевые электролиты нашего организма, то есть способны проводить электрический заряд. Находясь в тканях и крови в виде растворов солей, эти элементы помогают перемещению питательных веществ в клетки и выводу продуктов обмена веществ из клеток, поддерживают в них водный баланс и необходимый уровень кислотности. Надо пить витамины и питаться в соответствии с диетой, богатой нужными микроэлементами.

Вот только еще одного ограничения, вернее расширения, в питании мне не хватало! Так. Дышим, сосредотачиваемся, планируем.

Аккуратно разграфлю новую страницу тетрадки. Жизнь начинает приобретать системный размеренный характер. Человек ко многому может привыкнуть. Даже к тому, что надо ставить будильник и несколько раз за ночь мерить ребенку сахар. И перед тем, как кормить дочку, требуется измерить эти самые миллимоль-на-литры, высчитать количество углеводов, взвесить еду, сделать укол и скрупулезно записать все результаты в тетрадку.

Муж любил рассказывать историю про свою прабабушку, которая до конца жизни вела специальную тетрадочку. В ней были только два типа записей, «стул был» и «стул не был», характеризующих состояние желудочно-кишечного тракта. Я смеялась и кривилась в брезгливой гримасе: сколько можно повторять эту неаппетитную, интимную и вообще компрометирующую, на мой взгляд, подробность?

А сейчас передо мной лежит тетрадка в клеточку, и я по многу раз в день записываю в нее уровень сахара, количество инсулина, количество съеденного... В принципе, «что вы кушали», не сильно отличается от «как вы какали». И каждый раз, листая клетчатые листы, я почти слышу, как они злорадно хихикают, изрекая всякие народные нравоучения типа «отольются кошке мышкины слезки».

Неужели я настолько ужасна, что каждую мою шутку необходимо компенсировать вот такой плюхой? У судьбы несправедливое чувство юмора.

Кстати, пора снова идти сдавать кровь. Прямо удивительно, сколько жидкости они хотят откачать у одного маленького человека. Не торопясь выруливаем из палаты и доходим до процедурного кабинета. Нам повезло: есть места на лавочке, так что радостно плюхаемся и ждем своей очереди с комфортом. Другие дети, кто стоит, кто толкается у стены, кто силится сдержать слезы: кровь берут из вены, малыши боятся больших иголок. Взрослые, честно говоря, тоже.

Рядом с нами мальчик лет 7–8: очень худой, руки покрыты белыми пятнами витилиго, но глаза из-под светлой челки блестят вполне задорно.

— Ты с чем лежишь? — спрашивает он у Даны.

— С сахарным... как это?..

— У нее сахарный диабет, — поясняю я.

— Да ладно? — радуется сосед. — У меня тоже!

В процессе выясняется, что и живем мы в одном городе, так что я прошу Кирилла — сразу уточнила имя такого выгодного знакомства — оставить координаты.

— Ты меня с мамой познакомь, а дальше я сама.

Мальчик кивает. Он поглощен тем, что учит Дану не плакать во время анализа:

— Там у врачей специальная коробка есть, называется «коробка храбрости». Тем, кто спокойно кровь сдает, разрешают игрушку выбрать. Я всегда пластилин беру, но там и куклы есть, и всякие пушистые звери. Ты что любишь?

Дана раскраснелась, не в силах выбрать между куклой и пластилином.

— Посмотришь и выберешь, а потом выйдешь и мне покажешь, — предлагает Кирилл.

Какой прекрасный старший брат из него бы получился, завистливо вздыхаю я. Сокровище, а не ребенок.

— А ты уже не боишься уколов?

— Да что их бояться, — машет рукой Кирилл, — каждый день колют.

В кабинете Дана мужественно сжимает губы в нитку и сама кладет руку на клеенчатую подушечку.

— Какая молодец! — радуется медсестра. — А что мы сейчас тебе дадим...

— Куклу, — подсказывает практичная дочь. — Нет, пластилин.

В результате, включив обаяние, она забирает и то, и другое — для нового друга.

— Мам, мне так нравится в больнице, — признается она громким шепотом. — Тут и столовая есть, и игрушки дают, и друзья.

Кирилл ждет в коридоре, независимо прижав перевязанную руку к груди. Дана вручает ему пластилин, и мы идем в гости — в мальчиковую палату.

Целая коробка заполнена разноцветными пакетиками самых неожиданных цветов.

— Это особенный пластилин, он прыгучий и мягкий. Но из него бывает непросто что-то большое слепить — крепится плохо, — поясняет Кирилл.

Пока дети заняты проверкой прыгучести и прочих конструктивных особенностей, знакомлюсь с мамой Наташей. Она тоже очень приятная и ради разговора со мной откладывает ноутбук.

— Работаю вот потихоньку, — поясняет она. — Я дизайнер.

— И что, вам удается в таком режиме что-то сделать? — удивляюсь я.

— Да эти вот отлежки — самое плодотворное время, я на них всегда самые сложные проекты беру. Кормят, поят, ребенок под боком — спокойно можно работать.

— И часто вы так?

— Диабетикам полагается проверяться раз в год, сдавать анализы, процедуры проходить, иногда даже чаще получается.

Я озадаченно киваю. Никогда не рассматривала больницу с этой точки зрения.

— У нас проблемы с кожей: и сенсор нельзя поставить, и порезы нельзя допустить — сразу проблемы, нагноения. Так что мы только на глюкометре. А вы?

— Мы тоже, — не говорить же о том, что о существовании альтернативы я услышала только что.

Дети скачут наперегонки с разноцветными мячиками и хохочут. На вид и не скажешь, что они тяжело больные или какие-то там особенные. Хорошие такие дети, извазюканные в пластилине.

Пробую слепить цветочек и терплю позорное поражение. Кирилл снисходительно показывает, как лучше соединять слои, но я выбрасываю белый флаг и иду проверить собственную палату.

Телефон снова подпрыгивает на подушке — Клавдия Анатольевна. Долго борюсь с искушением не брать трубку, но телефон не унимается. Со вздохом соглашаюсь с неизбежным, приникаю ухом к экрану.

— Лена? Мы вызвали Жене скорую, — голос звучит глухо, словно говорят из погреба.

Я не знаю, чего мне в этот момент хочется больше — расколотить телефон об стену или придушить свекровь, чтобы из ее горла больше не вырвалось ни слова.

Я не хочу знать, что случилось еще плохое. Я не хочу слышать ничего про скорую. Я не желаю вздрагивать от имени своего сына. Только не Женя. Только НЕ ЖЕНЯ!

Молчу. Телефонная трубка молчит тоже.

— Кашель у него. Наверно, простудился. Но мы одеяло наматывали, как ты сказала. И я еще шалюшкой сверху накрывала. Нельзя же совсем не гулять с ребенком. Дети должны гулять!

Дышу в телефон, будто пытаясь передать весь свой воздух сыну.

— А к нам опять эта приходила. Участковая, — выплевывает свекровь. — Я ей говорю, мать в реанимации с дочкой, у нее сахарный диабет, которого некоторые не заметили. А она мне в ответ знаешь что? Так вы, говорит, поставьте кроватку с малышом в той же палате, чего такого.

— У-у-у!

Хорошо, что меня не было дома. Наверно, я выдрала бы педиаторше все волосы.

— Ой, скорая звонит.

Я берусь за голову. В сериалах этот жест всегда казался мне фальшивым. Разве нормальный человек будет хвататься за виски? Он же не в театре играет. Но сейчас я вцепляюсь в волосы над ушами и прикладываю лоб к стене. И еще раз. И еще.

Господи, я не понимаю, за что? Что мы такого сделали? Может, ты нас с кем-то перепутал? Думаешь, что мы сильные атланты, а мы маленькие и очень боимся скорой. Я не справлюсь. Не справлюсь. У меня муж в Польше, и даже нет стола, под который можно было бы залезть! Не надо, пожалуйста, НЕ НАДО больше!

Аня осторожно вынимает у меня из пальцев ручку. На щеке остаются волнистые фиолетовые линии.

— Спасибо.

— Хочешь воды?

Медленно пью. Болит грудь. Чтобы было вдоволь молока, надо много пить. Лучше всего зеленый чай со сгущенкой. Вкус довольно специфический, но когда привыкнешь, то ничего другого и не захочешь.

Мой сын пил грудное молоко всего месяц. Он был спокойным и хорошо спал по ночам. А сейчас он плачет в маленькой кроватке и зовет маму. Как Димка из соседней палаты. А я, как мать-алкоголичка, не прихожу и не прихожу. Сын уже докашлялся до скорой, а мамы всё нет.

Я иду к двери и останавливаюсь, глядя на кроватку Даны. Там Клавдия Анатольевна, самый надежный человек на свете. Я не могу сейчас бежать к сыну. Не могу, не могу. Это не значит, что я плохая мать. Ведь правда же, не значит?

Помню, я училась в средней школе — класс пятый или шестой. После напряженного рабочего дня — у меня учебного, у мамы рабочего — семья собралась за столом. Читай: мама приготовила ужин, организовала меланхоличную меня на выполнение уроков, за это время успела прибрать квартиру, подготовить одежду для завтрашнего ответственного школьного мероприятия. И вот, уже заполночь, я спохватилась, что надо хорошо выглядеть и, следовательно, требуется закрутить волосы на бигуди. Такие толстенькие, с пластмассовыми колючками по бокам. Я падала с ног от усталости, а мама, успевшая сделать впятеро больше, подавила зевоту, достала расческу и принялась меня «обараннивать».

— До чего же силен в человеке материнский инстинкт!.. — пораженно выдохнула я.

Мама засмеялась. В нашей семье эта фраза стала крылатой.

Может, как раз потому, что все наше женское воспитание было направлено на преодоление инстинкта. На то, чтобы сначала подумать, а потом уже сделать — так будет лучше, эффективнее, удачнее.

С тех пор я много раз думала, хорошо это или плохо, когда из всего материнства — один инстинкт. С одной стороны, как говорила Цветаева, «родство по крови — грубо, толсто, родство по духу — тонко. Где тонко — там и рвется». Так что нет ничего прочнее и толще пуповинно-материнской связи. А с другой стороны, не хочется оставаться только на уровне самки. Окончательно поверив в то, что женщина — тоже человек, человечество сделало шаг к обрыву. Оно дало права птичьей женской природе и теперь думает о том, как бы понадежнее привязать ее к земле.

ТОНЯ ТРЕТЬЯКОВА

Глава 7

Выбегаю за дверь. Возвращаюсь за телефоном. Звонок.

— Простая простуда, — плачет в трубку свекровь. — Ничего страшного, говорят. Я Лешке звоню. Мой сын скотина. Он не хочет приехать на день раньше. Говорит, билеты не поменять. А я? Я ведь только бабушка! Я давно забыла, что такое младенцы!

— Вы самая младенческая бабушка из всех бабушек, — беззастенчиво льщу я. — Я попрошу, чтобы нас пораньше выписали, послезавтра. Только без меня не гуляйте!

Господи, закончится ли когда-нибудь этот день?

Кабинет физиотерапевта — самое спокойное место в мире. Там можно лежать на кушетке или сидеть рядом на стуле, медитируя на пузырьки боржоми в ингаляторе. Там можно почувствовать, что мир дает тебе передышку, вытереть пот прохладным рукавом и взглянуть в будущее не с отчаянием, а с надеждой.

Нам прописали лечение магнитами* и еще ингаляции минералкой. Магнитное поле хорошо укрепляет сосуды, обезболивает и повышает иммунитет. Магниты кладут прямо на живот — в область поджелудочной железы. Дану забавляет кружок магнита, и она пытается качать пресс, надувая и расслабляя животик. Я пытаюсь дышать размеренно и спокойно. Еще диабетикам полезны разные процедуры, насыщающие организм кислородом. У них кровь плохо транспортирует кислород, в результате чего развивается кислородное голодание тканей, клеток и органов. Но нам пока ничего такого не выписали, только ингаляции с минералкой для покрасневшего горла.

Мы рады и этому. Эти монотонные успокаивающие

---

* Магнитотерапия официально признана лечебным методом в России, но не признается в качестве легитимной медицинской процедуры в США. - *прим. ред.*

процедуры дают возможность поверить в размеренность жизни. Поверить в план и контроль: каждое посещение отмечается галочкой в специальной тетрадке.

Но даже у физиотерапевта может подстеречь неожиданность. Когда нам накладывали магниты, неожиданность подкралась со спины и голосом Насти Парасольник спросила:

— Ой, а вы что здесь делаете?

— У меня диабетик, — пояснила Дана.

Дочка скрещивает диабет со обозначением «ребенок-диабетик». Получается не серьезное заболевание, а что-то такое маленькое и милое: букетик, диабетик...

— А ты? — спросила я, смиряясь с внезапностью окружающего мира. Настя — бывшая коллега моего мужа, аспирантка Асламзяна. Она любит сплетничать и каждую неделю ходит в церковь — попросить прощения за грех злословия.

— Я тут к подруге, Карине, заехала, она медсестра. Но, боже мой, как такое могло случиться с ребенком? У вас в роду болели диабетом?

— Нет. С поджелудкой проблемы были, но до диабета не доходило...

— Ужас-ужас! И что, уколы? Ужас-ужас! И что, пальцы колоть каждый день? По десять ра-а-аз? Ужас-ужас! А что Алексей Семенович? В командировке? Опять? Ужас-у жас-ужас!

— Он никак не мог ее отменить, ему по гранту отчитываться. Если не отчитается, его посадят в тюрьму, — старалась оправдать мужа я.

— Ты уверена, что он в командировке? — театральным шепотом спросила Парасольник. — Говорят, у него на работе — студентки.

— Понятно, что студентки, он же на филфаке преподает.

Над головой Даны заколыхалась занавеска: медсестры тоже хотели услышать, о чем так интригующе шепчет Настя.

— Да нет же! Как ты не понимаешь? Романы со

студентками!

Я смотрела на Парасольник, открыв рот. Честно говоря, такая мысль никогда не приходила мне в голову. Мы с Лешей прожили пятнадцать лет, могли поговорить о сексуальных особенностях геев, могли думать о разводе, могли вместе — что угодно. Но интрижки на работе... Это было что-то из совершенно другой жизни. Не про нас.

— Ты так смотришь, будто никогда не подозревала, — фыркнула Настя. — Говорят, что Лерка подумывает, не переключиться ли ей на Лешу после Асламзяна. Он уже, в принципе, старик, а твой-то молодой, перспективный.

Услышав про Песоцкую, я закрыла рот. В том, что Валерия может думать что угодно и планировать совратить целый Пентагон, я не сомневалась ни минуты. Даже получись у нее это, я удивилась бы не очень сильно. Но Леша?.. Явный бред.

— Настя, ты идешь? — шторка отъехала в сторону, и симпатичная медсестра с раскосыми глазами заглянула к нам. — А у вас уже время истекло. Что же вы не следите?

Она ловко сняла магниты. Я потормошила задремавшую Данку.

— Увидимся, — помахала Парасольник. — Я тебе еще такое расскажу...

— Пока.

Когда мир начинает раскачиваться под ногами, привычные вещи сдвигаются со своих мест. Они падают, дрожат, меняют формы и очертания, ведь ты смотришь на них под новым углом. Твоя налаженная жизнь вдруг встает на дыбы, и мир оказывается совсем не таким знакомым и распланированным, как прежде. В нем появляется много-много места для неожиданностей. И они летят туда, как мотыльки на огонь или многоножки на человеческое тепло.

Не то чтобы я сразу поверила Насте. Наоборот, я совсем ей не поверила. С какой стати я буду верить во всякую чушь? Но если представить, что всё так и есть (представить можно что угодно, я всё время представляю всякие фантастические сюжеты, например, как в меня влюбляется принц-инопланетян), становится как-то... стремно. Не то чтобы мы с мужем обожали друг друга всей силой юной страсти. Но это всё равно как представить, что твоя нога иногда уходит, чтобы носить чье-то постороннее тело, или стена дома вдруг исчезает, потому что ей надо поддерживать чужую крышу. Фантастично. Ненормально. Глупо, в конце концов. С какой стати мой личный муж должен принадлежать кому-то еще? Пусть своих заведут и делятся ими. А нам Леши и так не хватает — он всё время ездит в командировки.

Заставляю себя отвлечься, благо есть чем: пришли очередные анализы. На самом деле, нам их не показывают, а кладут в карточку, но карточка лежит на столе у медсестры и в данный момент открыта, так что я быстро перефотографирую информацию.

Итак, пять анализов крови на гормоны: ТТГ, Т4 свободный, АТ ТПО, С-пептид, гликированный гемоглобин. Первые три связаны с проверкой работы щитовидной железы. Щитовидка — это железа внутренней секреции, которая является частью эндокринной системы. При диабете эндокринная система страдает, так что в числе первых вещей, которые проверяют врачи, — не пошла ли вразнос и щитовидная железа, ведь она синтезирует ряд важных гормонов, которые поддерживают гомеостаз организма. У нас она вроде в порядке. Судя по анализам, укладывающимся в норму.

Анализ на С-пептид показывает, производит организм свой инсулин или нет. С-пептид — белок, который дальше распадается на инсулин. У Даны его всего 0,14 нг/мл, тогда как должно быть 1,77–3,51. Получается, в организме дочери практически нет своего инсулина. Кстати, попытки ввести в организм диабетика С-пептиды вместе с инсулином были и, как свидетельствует многознающий Интернет, приводили к хорошим результатам, но это очень дорогой вариант. У людей нет средств, чтобы постоянно его покупать, а значит, компаниям невыгодно его производить.

Гликированный гемоглобин — 11,2 % при норме в 4,3–5,8 %. Этот показатель мы уже знаем, он показывает, какой уровень сахара крови держался в последние два-три месяца. Результат в 11,2 % показывает, что три последних месяца уровень глюкозы в крови Даны был примерно 14–15 ммоль/л. Не радует.

Анализ мочи ничего особенно интересного, слава богу, не показывает: белок в норме, то есть его в моче практически нет, как и должно быть, равно как и эритроцитов, лейкоцитов, слизи, бактерий. Глюкоза в моче, конечно, имеется, а вот кетонов уже нет — ноль. И то хлеб.

Очень выручает Кирилл, который приходит к нам в палату лепить драконов. Я заискивающим тоном предлагаю ему использовать подручные материалы — раскраски, карандаши и даже книжки — в качестве взлетно-посадочной полосы для пластилиновых монстров. Господи, спасибо, что на свете существует Кирилл. И его мама. И еще куча прекрасных людей.

Остаток вечера проходит, как в тумане. Мир вокруг качается неваляшкой, и только когда дочка засыпает в своей клетке-кроватке, обретает четкие очертания. Я лежу на спине и молюсь. На часах почти двенадцать, скоро нужно измерять сахар. А потом следующее измерение — 03:00. И цифры в окошечке глюкометра будут вполне человечески-ми. Я смотрю в потолок, захлебываясь слезами счастья: я жива. Все живы. Хорошо.

Так чувствуют себя альпинисты, спустившиеся с тяже-лой сопки, — чертовски, неправдоподобно живыми. Как будто жизни в них больше, чем в нормальном человеке, и она выплескивается из глаз и ушей веселой злой энергией. Это мне рассказывал мой друг Слава, в прошлом альпинист, а ныне сотрудник Эрмитажа. Кстати, Данюшин крестный. Почему «кстати»? Я думаю, что выбор крестных определя-ет судьбу ребенка. Слава, на первый взгляд, такой питер-ский интеллигент, рыцарь печального образа, а на самом деле не раз залезал на леса, чтобы покрасить крышу храма, может выжить в горах и умеет поставить палатку за три минуты. При этом, когда его залил сосед сверху, он ходил к нему извиняться.

— Извините, — сказал Слава. — Мне неловко об этом го-ворить, но у нас потоп.

— Да что вы! — удивился сосед. — Сейчас всё исправим. Сколько я вам должен?

— Ах, какие пустяки, — сказал Слава.

— Нет-нет, возьмите, это мой недосмотр.

Они там долго соревновались в благородстве, и кто побе-дил, я не очень хорошо помню. Главное, что наш крестный побывал во множестве пропастей и выбрался оттуда в Эр-митаж живым и здоровым. Значит ли это, что Дане будет всё нипочем? Или, наоборот, символизирует кучу испыта-ний на ее пути?

— У меня чудесные дети, которые отлично себя чувству-ют и радуют меня, — говорю я.

— Ага, — поддакивает пространство.

— И я знаю, что ты, Господи, меня не оставишь, — поль-щенно улыбаюсь потолку.

— Естественно.

— Я тебя, конечно, тоже люблю, — расплываюсь в дебильноватой ухмылке. Чувствую, что дышу полной грудью. Здесь, в палате детской больницы, рядом с гипующим ребенком, мирно сопящим после приступа.

Жизнь налаживается со стремительностью глюкозы, наполняющей кровь. Эти скачки от полного слез отчаянного бессилия до эйфорической уверенности в собственном будущем — тоже признак диабета. Только не у ребенка, а у его близких. Специалисты, занимающиеся лечением наркомании и алкоголизма, даже придумали специальный термин — «созависимость».

Очень верный термин, но он, по-моему, применим ко всем нам. Ребенок зависит от инсулина. Ты зависишь от ребенка. Но разве любая мама не созависима со своими детьми? Любой любящий человек — с объектом любви? Начальник — с подчиненными? Жители домов — с котельной, отапливающей их квартиры?

Включаю фонарик на телефоне и крадусь к кровати ребенка со шприцем наперевес. Укол — один-два-три-четыре-пять-шесть-семь-восемь-девять-десять.

Ну вот, можно спать. Уплываю, глядя сквозь стекло двери на покачивающуюся в такт вязанию голову медсестры.

Глава 8

Ура, нас выписывают! Каждый больной, а особенно здоровый, радуется — пора ехать домой. Не думая, что это на самом деле означает. В нашем случае — медсестрой, эндокринологом, бригадой скорой помощи, массажистом и пр. при ребенке буду я. Одна мама ребенка-диабетика, президент Международной диабетической федерации (IDF), говорила: «Сейчас я — твоя поджелудочная железа, но однажды, когда ты станешь старше, твой мозг будет твоей поджелудочной железой».

Пока я явно не справляюсь с этой сложной ролью. Свидетельством тому схема гликемии, полученная при выписке:

06:00 — при поступлении — 17,2 ммоль/л; при выписке — 11,3 ммоль/л.

09:00 — при поступлении — 6,4 ммоль/л; при выписке — 14,9 ммоль/л.

11:00 — при поступлении — 13,0 ммоль/л; при выписке — 18,4 ммоль/л.

13:00 — при поступлении — 21,5 ммоль/л; при выписке — 13,7 ммоль/л.

16:00 — при поступлении — 20,2 ммоль/л; при выписке — 11,1 ммоль/л.

18:00 — при поступлении — 16,7 ммоль/л; при выписке — 14,3 ммоль/л.

22:00 — при поступлении — 17,1 ммоль/л; при выписке — 13,3 ммоль/л.

— Ваша жизнь, конечно, изменится, — говорит мне главный эндокринолог области. — Но вы помните, что диабет — это не болезнь, это образ жизни. У вас как с образованием?

— В смысле?

— Какое у вас образование? — терпеливо уточняет врач. — Начальное? Среднее? Специальное?

— Вообще-то высшее. И еще кандидатская написана, — отчитываюсь я. Может, я не светоч интеллекта, но ведь не настолько, чтобы заподозрить во мне одно начальное образование! Или настолько?

— У меня муж профессор, — на всякий случай добавляю я.

— Отлично, отлично. Тогда я вам гибкую схему уколов дам. Будете рассчитывать каждый раз. Коэффициенты только не забывайте.

— Мы гуманитарии, — спешу выложить главное. А то Главный, похоже, решил загрузить нас высшей математикой.

— Ничего, справитесь. Для дочери-то! Итак, базовый инсулин «Левемир» — два раза в день. Обязательно в одно и то же время. Например, в 7 утра и в 21:00.

— Но Данюша так любит поспать... Раз уж нельзя поесть, так, может, хоть поспать можно? — вставляю я. — Можно в 9 утра колоть?

— Давайте договоримся в 8.00, — вздыхает главный. — А вечером в 22.00. Записали? Пишите, пишите, всё перепутается иначе, знаю я этих гуманитариев. Могу предложить гибкую схему расчета углеводов. Но это продвинутый уровень.

Что мы узнали

Оказывается, есть разные методы расчета углеводов и инсулина. Тот, что давали раньше, — так, базовый. А для людей с мозгами и инсулином ультракороткого действия, как новорапид, имеется что покруче. При продвинутом уровне подсчета углеводов определяют дозу инсулина из расчета количества углеводов, которые будут съедены. То есть колешь не обязательно 4 единицы новорапида на завтрак, а столько, сколько нужно под конкретное

количество еды: 2,5 или 5. Соблюдать общее количество хлебных единиц в день всё равно нужно. У нас это количество составляет 10–12 ХЕ в день. Основной принцип тут — подсчитать количество ХЕ в еде и разделить на количество инсулина, необходимого для поддержания глюкозы в крови на одном уровне. Здесь важно знать, сколько граммов углеводов гасит одна единица ультракороткого инсулина. Определяется опытным путем, причем на завтрак, обед и ужин значения эти, как правило, будут разными. За завтраком коэффициент инсулин / углеводы = 0,33, то есть, чтобы не изменился уровень глюкозы в крови, на 3 ХЕ надо колоть 4 единицы новорапида. Обед самый удобный, можно колоть 1:1, то есть коэффициент можно не учитывать. Полдник подразумевает коэффициент инсулин / углеводы = 1,2, а на ужин — 1,3, то есть на 4 ХЕ еды надо вколоть 3 единицы новорапида.

Хочу уточнить, можно ли обойтись без коэффициентов, но прикусываю язык. Вдруг врач подумает, что у меня и начальное-то образование не вполне твердое.

— Ночью обязательно делайте замеры. Потом, когда будете уверенно держать сахар, можно не каждый день мерить. А пока — каждый. Скажем, в 12 часов ночи и в 3.

— А спать когда?

— Дети быстро привыкают не просыпаться, — утешил доктор. — С возрастом вам повезло. Они сейчас очень легко всё перенимают. С подростками куда тяжелее.

— Ясно, — понимая, что родительский сон в данной ситуации просто не подразумевается, вздыхаю я. — Повезло.

Собираю вещи и успеваю перехватить Дану, которая бежит к Кириллу за своей долей пластилиновых цветов, драконов и роботов. Обещаю обязательно созвониться и встретиться, потихоньку уполовиниваю отложенное для путешествия домой игрушечное воинство.

Домой мы приехали торжественно. Дана взобралась до второго этажа и села на ступеньку.

— Ты чего? — испугался Леша.

— Ножки не идут.

— Почему не идут? Тебя же выписали? У вас что, уже осложнения?

— Почему это «у вас»? — возмутилась я. — У нас. Нет никаких осложнений. Просто ребенок после трех недель в больнице и реанимации не может бегом взлететь на четвертый этаж. Даже доктор наук может это понять.

— Что ты сразу ругаешься?

— А что ты наезжаешь с порога? Сам бросил нас на пять дней и...

— Мама! Дана! Идите скорее, что покажу, — заверещала сверху Майя.

Леша взял на руки дочку, я — все наши сумки.

— Смотри, Данка, это тебе — раскраски и лошадки. И смотри, как я украсила комнату? Красиво, мам? Скажи, красиво?

— Великолепно! Изумительно! Крышесносно! Можно мне в душ? Только погоди, самое дорогое выложу.

Аккуратно выкладываю два симпатичных футлярчика. Не то датские, не то норвежские. Со стильными, похожими на серебристо-голубой «паркер» шприц-ручками. Они многоразовые, их надо заправлять специальными контейнерами с инсулином, а главное — с шагом 0,5, то есть можно колоть не только одну, две и более единиц, но и полторы, две с половиной и так далее. Для нас актуально. В трехлетнем ребенке крови гораздо меньше, чем во взрослом человеке, поэтому скачки от «недостаточно сахара» до «слишком много сахара» и наоборот происходят быстро и резко. Желательно оперировать более мелкими дозами — по 0,5. Хорошо бы еще меньше, но таких в холодильнике не было.

Когда я перед выпиской прокралась за Главным в кабинет, первое, что меня поразило, — большой холодильник. Обычные столы, тумбочки, книги и больничные документы навалом — всё, как на нормальной человеческой кафедре в рядовом институте, и вдруг — двухметровый холодильник.

— Хорошо врачи живут, — поразилась я. — Лешке студенты иногда тортик принесут или там коньяк, а здесь целый холодильник завели.

— Проходите, проходите, что вы там топчетесь, — торопил меня главный. — Так-так, что там осталось...

Холодильник был полон баночек, ампул, упаковок, и только на нижней полке смущенно притаились два бутерброда с колбасой.

— Говорил ведь Леночке, не клади продукты! — покраснел Главный. — Никакого представления о гигиене. Вот, две осталось.

Он одним движением выдернул из хрупкой кучи лекарств две большие упаковки.

— Хорошие, датские. Шаг 0,5. Нету меньше — новый год скоро, — непонятно пояснил эндокринолог. — Вам так даже проще будет. Если будут выдавать Левемир в одноразовых шприц-ручках, то вы ее разломаете, картридж достанете и вставите вот сюда. Поняли? Новорапид сразу в картриджах берите — удобнее. Нате три. Лет на пять хватит. Там пишут, что три года гарантия, но куча народа уже лет по семь пользуются, и хоть бы хны.

Я завороженно киваю. Многоразовая ручка не кажется хрупкой, готовой разлететься от одного усердного нажатия. И колесико прокручивается с неторопливой четкостью. Не то что оранжевые флекс-пены, где всегда кажется, что инсулин набран неправильно. Или что колесико соскользнет во время инъекции. А от этого зависит жизнь моего ребенка. Зависит по шесть-восемь раз в день.

Следом кладу глюкометр.

— Давай я померяю. Научи меня! Хочешь, я буду Дане мерить на прогулке сахар? — предлагает Майка, явно примеряя на себя роль заботливой сестры при больном малыше. — Сюда вставлять? Ой!

Тест-полоски разлетаются по столу лепестками ромашки.

— Майя-а-а-а!

— Вот кто тебя просил?

— Они стоят, как чугунный мост!

— Я что теперь, кушать не буду?

— Не помогайте мне, бестолочи, — ругаюсь я, пытаясь осторожно загнать кусочки пластика в специальную коробочку. — Окончательно всё испортите. Дайте я себе померяю, проверю исправность.

Как дочка терпит проколы пальца по десять-двенадцать раз на дню? Даже для моего взрослого пальца это чувствительно. Борюсь с желанием сунуть ранку в рот. Вместо этого скармливаю кровь глюкометру.

— 2,1. Не может быть! — кричит муж. — Меряй еще раз. Кто тут диабетик в конце концов?

2,5. 2,8. 1,9.

— Хватит переводить полоски. А то вы мне до гипогликемической комы домеряете. Дайте лучше чего-нибудь пожрать.

Майя, оглядываясь, достает из кармана шоколадку.

— На, пока Данка не увидела.

Запихиваю в рот сразу четыре дольки, сглатывая запретные шоколадные слюни. Шоколад плохо поднимает сахар — у него низкий гликемический индекс. Но мне в больнице так не хватало вредной еды, что я не обращаю внимания на пользу.

Что мы узнали

Вообще-то, детям с первым типом диабета шоколад есть можно, свидетельствуют эндокринологи.

Но лучше всего выбирать горький с содержанием какао-бобов не менее 75 %. Такой шоколад достаточно жирный и содержит небольшое количество сахара, что делает его усвоение медленным. Инсулин успевает развернуть свое действие, и сахар повышается не сильно. Такой горький шоколад с 75 % какао-бобов содержит около 31–37 граммов углеводов на 100 г, тогда как в молочном шоколаде, в лучшем случае, 56–59 граммов углеводов, а в мёде, например, 80–90 г. Неплохие варианты — премиальный горький шоколад «Золотая марка» от «Россия — щедрая душа», «Горький» и «Вдохновение» от «Бабаевского», горькие сорта шоколада от Lindt.

А вот так называемые диабетические продукты, в том числе шоколадные плитки и другие сладости, на самом деле, совсем не подходят для детей-диабетиков. Не говоря уже о цене — они обычно довольно дорогие. Такие продукты либо содержат много углеводов, потому что снижается только калорийность продукта — основной параметр для диабетиков второго типа. Либо, наоборот, снижается количество углеводов в продукте, но тогда сильно увеличивает количество калорий в нем же. А самое главное, зачастую они невкусные и содержат разные неполезные сахарозаменители. Большинство сладостей делают на основе фруктозы или кукурузного сиропа с высоким содержанием фруктозы, но фруктоза — это, в сущности, те же простые углеводы, что и глюкоза. Регулярное употребление больших доз фруктозы приводит к комплексному нарушению обмена веществ, может начаться отложение жира в нетипичных местах, например, в печени. Самыми частыми по популярности сахарозаменителями после фруктозы являются: мальтитол (мальтит), изомальт, сорбит, ксилит. Фактически,

все они по калорийности равны сахару, повышают уровень глюкозы, но достаточно медленно, так что через полтора часа результат будет незаметен, он вылезет часа через три, когда его совсем не ждёшь.

Одним словом, при диабете намного лучше научиться иметь дело с обычными продуктами.

— Между прочим, у здорового человека всё точно так же, — комментирует муж, не спеша вызвать мне скорую. — Я прочитал. Инсулин работает в паре с глюкогоном. Организм постоянно меряет сахар и принимает решение, что гнать в кровь — глюкозу или инсулин. Причем делает это сколько-то там раз в секунду. А самая современная хреновина CGM меряет уровень сахара в крови один раз в минуту. Если же использовать, как мы, глюкометр, то измерение проводится раз в четыре часа. Вот и вся разница. Либо много раз в секунду микродозами, либо изредка, но лошадиными дозами. Кроме того, мы используем только инсулин, а организм здорового человека еще и глюкогон фигачить умеет.

Муж с сомнением посмотрел на меня, видимо, сомневаясь, можно ли мой организм назвать здоровым.

— В итоге, у диабетиков получаются скачки уровня сахара. Так как их организм знает, что инсулин не производится, то и глюкозу он тоже делает вкривь и вкось. Баланс нарушается, поэтому сахар может пойти вниз, а организм не сразу понимает, в чем дело. И наоборот. Организм может набабахать глюкозы до чёрт знает каких уровней. Потому что инсулин не вырабатывается и, значит, некому объяснить, почему надо перестать это делать.

— Что ж он такой непонятливый!

— Тупым приходится помогать, — разъяснил Леша. — В Штатах тестируется новый вариант помпы с двумя картриджами — глюкоза и инсулин. Сенсор меряет и дает команду, из какого флакона капать. Если всё удастся, это будет вполне приличная имитация нормального инсулинового ответа.

— Всё у нас не как у людей!

— Хотя, знаешь, есть такие, кто нормально живут с резким скачками сахара после еды и отлично себя чувствуют, — оживился муж.

— Кто?

— Кот, например. Или еще бинтуронг.

— Тебе лишь бы про кота!

— У нашего кота что, тоже диабет? — интересуется Майя, почесывая ногу. Кожа на бедре покраснела и пошла противными красно-белыми пятнами.

— Эй, что это такое? Ты когда свою аллергию так разогнала?

— Они с дедушкой по кафешкам гуляли, — наябедничала свекровь. — Чипсы ели и всякую гадость от испуга перед грядущим здоровым образом жизни. Вот, оздоровились! Любо-дорого смотреть.

Не представляю, как перевести Майю на здоровое питание. Себя, если честно, тоже. Неужели я перестану есть булочки и шоколад с орехами? А если бы у меня был диабет? Если бы я боролась за каждый углевод? Нет, это слишком ужасно.

Глава 9

Наливаю в кастрюльку воду и иду варить яйца... в холодильнике. На полном серьезе открываю дверцу и пытаюсь прикинуть, где же они быстрее сварятся — на верхней полке или на нижней? К счастью, кастрюлька не влезает по высоте, и это помогает мне опомниться. Показав язык незаметно подкравшемуся маразму, возвращаюсь к плите.

Почему-то противоположные состояния, антонимы вообще оказываются друг другу ближе, чем синонимы. Антонимы — как одинаковые величины с разными знаками. Но при определенных условиях минус меняется местами с плюсом. Как говорится, от любви до ненависти один шаг. От равнодушия, вежливого внимания или, скажем, презрения — куда дальше. Жара — холод, мокрое — сухое, палка — селедка... Ой нет, селедка — это уже из другой оперы. Не потому ли от бурного смеха так легко перейти к слезам, а вот к ровному состоянию благодушия — сложнее?

Я всё время проскальзываю золотую середину и то прижимаю сына так, что он начинает протестующе возиться, и взахлеб обнимаюсь с дочерями, то ругаюсь и реву раненым бизоном. И так веду себя не одна я.

— Ты опять. Опять! — кричит муж.

— Что?

— Опять при сахаре в 7,9 ммоль/л уколола ей утром инсулина меньше нормы. Ты хочешь, чтобы у нее ноги отнялись? Или почки?

— А чтобы мозги отнялись — лучше? Слишком низкий сахар ведет к гипогликемии. Корми сам тогда!

Иногда я ощущаю себя игроком на бирже. Мы с мужем противоборствуем, как партия быков и медведей. Он стремится держать сахар как можно ниже, впечатленный кетоацитозной комой. А я, боясь гипогликемии, считаю нормальным гораздо более высокий уровень сахара. Сегодня весь день лидерство держали медведи... На самом деле, у нас есть официально утвержденный врачом уровень сахара, к которому надо стремиться — 6–7 ммоль/л. Но удерживать его на этом заветном значении никак не получается. Он то падает к 2 ммоль/л, то взлетает к 15 ммоль/л.

Муж подробно прочитал про осложнения, характерные для диабета, и теперь шарахается от высоких сахаров, как черт от ладана. Его можно понять.

Что мы узнали

По данным ВОЗ, каждый год в мире от сахарного диабета и вызванных им осложнений умирает два миллиона человек. Сахарный диабет — расстройство не только углеводного обмена, но также и усиленная неадекватная нагрузка на почки, печень, сосуды и головной мозг. Если не удерживать сахар на приемлемом уровне, возникают разные осложнения. Чаще всего встречаются: сердечно-сосудистые заболевания, поражение нервной системы (невропатия), поражение почек (нефропатия), поражение глаз (ретинопатия), диабетическая гангрена и трофические язвы. Диабет может приводить и к развитию раковых опухолей. Практически во всех случаях диабетик или умирает, борясь с мучительной болезнью, или превращается в настоящего инвалида. Но если вы хорошо контролируете уровень сахара в крови, таких осложнений не будет.

Дело за малым — взять проклятущий сахар под контроль. Стучу половником по кастрюле, возвращая внимание к супу.

— Вот, забыла из-за тебя. Так, два половника супа — 0,5

хлебной единицы. Овощи взвесить. Посмотри в интернете «кабачковое рагу углеводы».

— Тут разные. Помидоры есть?

— Есть.

— А укроп?

— Так, дай сама посмотрю.

Что мы узнали

Подсчет углеводов в приготовленной дома еде — отдельная песня. Если вы часто готовите это блюдо, то лучше один раз сесть и посчитать. Нужно суммировать углеводы из всех ингредиентов. Мы, например, любим сырники. Пришлось один раз посчитать: две упаковки творога 400 г (на 100 г — 3 г углеводов, информация с упаковки) = 12 г углеводов = 1 ХЕ.

2 яйца = 0 ХЕ.

4 ст. ложки муки (60 г) = 4 ХЕ.

3 ст. ложки сахара (45 г) = 3 ХЕ.

Всего 8 ХЕ. Пожарили сырники, взвесили их все — 560 г. Получается, что 560 : 8 = 70 г сырников = 1 ХЕ. И в дальнейшем уже можно взвешивать столько сырников, сколько надо, например, на 3 ХЕ можно взять 200 г. В случае с творогом, кстати, надо быть особенно внимательным, потому что многие производители добавляют в него муку или разные дополнительные ингредиенты, так что в итоге творог дает вместо 3 г углеводов на 100 г все 15 г. Набив шишки, мы вычислили подходящие марки творога, например, «Горянка».

Но морочиться подобным образом с расчетом каждого блюда я не готова. Поэтому обычно просто ищу в интернете рецепты с более-менее аналогичным составом продуктов и указанием количества углеводов на 100 граммов. Очень помогает сайт www.calorizator.ru.

Вот, пожалуйста, овощное рагу из кабачков: 5 углеводов на 100 г. Отлично. 200 г кладу смело. И еще конфету «Петушок» — 0,6 хлебной единицы.

— Кто сожрал конфеты?!

— Не я! — открестился Леша.

— А кто? Женя? Майя-а-а-а! Ты что, совсем не понимаешь? У тебя и другая еда есть. Ты в школе фанту пьешь. Не спрашивай, откуда я знаю. У тебя всё на лице написано. Кожа у губ покраснела? Значит, пьешь. Не смей доедать Данины конфеты. Вот что я ей сейчас дам?

— Хлеба.

— Когда ты в следующий раз попросишь вкусненького, я тебе хлеба дам!

— А почему ты только Дану кормишь? Я тоже есть хочу! Где моя картошка?

— Картошка? Да тебе после этого одни кабачки полагаются!

— Издеваетесь?

— А что? Вот Женя кушает и доволен.

Сын беззубо улыбается с папиных рук. Кабачков в него попадает не то чтобы много. Но главное — принцип: человек ест овощи и доволен.

— Чур, мне картошку с котлетой, и я тогда полчаса с Женькой посижу.

— Да вон твоя картошка, разогрелась уже. Если папа ее не схомячил, пока ты скандалила.

— Я скандалила? Да ты!.. Это ты!..

Наконец, кормление зверей завершается. Как комментирует мама, семья в этот момент сильно напоминает сумасшедший дом, где каждый, даже санитар, определенно является одновременно и пациентом.

— Леш, ты информацию по обеду записал?

— Да. Всё, я в институт. Рано не ждите.

Муж точно записал уровень сахара, а вместо подробно расписанной диеты поставил просто «еда».

— Логично, конечно. Тогда в других графах можно просто писать «инсулин» или «хлебные единицы есть», — язвлю я. — И никаких проблем.

— Главное — цифры правильно указаны, — парировал он.

Все-таки даже мужчина-филолог в глубине души такой физик!

Очень удобно всё время убегать в институт. Только мне некуда убежать, и я скоро начну бросаться на стены и мерить сахар случайно заглянувшей почтальонше. Которая, кстати, принесла заказное письмо с приглашением на очередную конференцию. Р-р-р-р...

Выкладываю Женьку на ковер. Он резво ползет к кровати.

— Мам, смотри, чтобы он не взял моего динозавра, — просит Дана. — Охраняй!

— Кого? — окидываю взглядом сына и дочь. Старшая делает уроки в другой комнате. Я надеюсь, что она делает именно уроки, а не кровать для куклы из моих новых ботинок. Хотя кровать — это тоже неплохо. Развивает мелкую моторику. Главное, с места можно не вставать.

— Динозавра охраняй! — недовольно поясняет дочь. — Знаешь, как его зовут? Ты не поверишь! Бе-е-е-е... Какашка!

— М-м-м... Давай его переименуем. Например, сократим, и будет он просто Ашка.

— Нет, не будем сокращать, не будем!

Женя жует хвост динозавра. Я блаженно приваливаюсь к стене. Пристрелите — не встану.

— Вообще-то ему нравится имя Конфеточка, — подумав,

признается Дана

Неистребимо желание нашего народа сделать из говна конфетку.

Хочу написать эту историю Нитке! Нашариваю телефон в кармане халата, а там уже подмигивает значок «вам письмо!»

«Держись, дорогая моя, держись! Я сейчас в Милане. У меня ситуация, конечно, получше, но тоже не самая простая... Я решила переезжать сюда, потому что хочу, чтобы у ребенка было два родителя в одной стране. Но тут всё не так просто и ясно, как хотелось бы... По поводу диабета. Вот, почитай. «У ребенка диабет возникает, когда он не чувствует достаточного понимания и внимания со стороны родителей. Грусть создает пустоту в его душе, а природа не терпит пустоты. Для того чтобы привлечь к себе внимание, он заболевает.

Ребенок, больной диабетом, должен перестать верить в то, что семья его отвергает, и постараться самостоятельно занять свое место"».

Она намекает, что в болезни ребенка виновата... я?

Такое бывает: ты складываешь пазл своей жизни, и одна картинка немного не влезает. Ты впихиваешь ее, впихиваешь, и вдруг твоя жизнь разлетается на осколки. Картинки больше нет. Твоя жизнь — больше не твоя жизнь, а всего лишь невнятное воспоминание. Всё меняется мгновенно, но ты понимаешь это не сразу. Ты прежний тыкаешься то в один, то в другой угол, не находя вещей на привычных местах, как после ремонта. Очень хочется закрыть глаза еще крепче и сказать «не вижу». Заодно и слух с осязанием хорошо бы отключить, чтобы не натыкаться на шкафы и табуретки.

Ведь не могу же я быть виноватой. Не могу! Моя жизнь и так окончательно свалилась в кювет. Я больше не смогу работать. Какая профессия подразумевает неотступное присутствие рядом ребенка-диабетика с ее восемью уколами в день и бесконечными играми сахара в крови? Я не смогу никуда уехать. Я привязана к плите, режиму и детям. И это НАВСЕГДА.

Причем с мужем почему-то такого не происходит. Его жизнь не переломало катастрофой. Так, слегка пришибло. Но он работает, встречается с друзьями, ездит на, мать их, конференции. И вы еще хотите повесить мне на шею чувство вины? Прикрываю глаза.

— Мама! Мам, ты чего?

Конечно, гости не могут прийти в какой-нибудь другой момент. Не тогда, когда больше всего хочется броситься на них со сковородкой. Хорошо, что это Миляга. Она действует на окружающих успокаивающе, как целое поле конопли или музыка Моцарта. Но она не одна, с ней молодая пухленькая девушка.

— Это моя двоюродная сестра Маргарита. У нее тоже сахарный диабет, — смущенно объясняет Миляга. — Вот, инсулина вам принесли, еще иголки, глюкометр запасной есть...

— Ой! — Маргарита сразу начинает казаться мне симпатичной. Странно, что я сразу не заметила ее синих глаз и изящного маникюра. Улыбка у них семейная — спокойно-обаятельная.

— Вы извините, что мы без предупреждения ввалились, — тараторит Маргарита. — Я Людке давно говорила, давай заедем, а она «неудобно, неудобно». Инсулин постоянно взбалтывать, вот это было неудобно!

Она делает странный, но явно привычный жест рукой.

— Раньше инсулин в виде суспензии был, и перед применением его надо было как следует встряхнуть. Плохо взболтаешь, доза будет неправильной, — поясняет гостья, споро выкладывая из сумки коробочки, тетрадки, пару толстых книг и смешного резинового бегемотика. — И вот сидишь так и встряхиваешь ампулу, встряхиваешь.... В итоге я уже всё, что брала в руки, начинала взбалтывать — ручку, ложку... Долго отучаться пришлось.

Видимо, отучение получилось недостаточно успешным, потому что, сев за стол, она тут же начала энергично потряхивать бегемотика.

— А это что такое?

— Напалечник, чтобы ребенок не боялся уколов. Но у вас, Людка говорила, с этим проблем нет, — пояснила Маргарита.

Это, действительно, не самое сложное в нашей нынешней жизни, но откуда об этом знать Миляге? Неужели Леша рассказал? Или Клавдия Анатольевна?..

— Как там на кафедре? — задаю светский вопрос я. Это всё равно, что говорить о погоде или политической обстановке. Всегда уместно и постоянно есть какие-то изменения, которые можно обсудить.

— Валерия письмо в профсоюз составила. Заставила нас подписать, — смущенно признается Миляга. — Еще вот в соцсетях ведет компанию по поддержке женщин-преподавательниц. Она такая... активная.

— И правильно делает! Вам бы только ручки сложить, а под лежачий камень вода не течет. Она совсем не отдупляет действительность! — жалуется мне Маргарита.

— Чего не делает?

— Не от-дуп-ля-ет. Плохо соотносит окружающую реальность со своим о ней представлением.

— А-а-а.

Вовремя прикусываю язык, чтобы не предложить гостям чаю. Все-таки сахарный диабет — очень неудобная болезнь. Как прикажете принимать гостей, если их даже угостить нельзя?

— Маргарита, а вы на шприц-ручках или используете помпу?

— Я на обычных уколах. Хотя помпу пробовала. Но ее у меня украли в метро.

— Как? — ахаю я. В разговоре с Маргаритой я только и делаю, что вставляю вопросительные слова. Но, по-моему, ее это не напрягает, а наоборот, даже нравится.

— Она же состоит из двух частей: вживленная в тело иголка и от нее на трубочке такой маленький приборчик. Я его на поясе носила в чехольчике от мобильника. Вот у меня его и срезали. Подумали, что телефон. Вот, наверно, удивились, когда совершенно незнакомую штуку обнаружили! — хохочет Маргарита.

— А как же ты?.. Вы?.. Без инсулина же...

— У меня всегда с собой запасная шприц-ручка, и глюкометр тоже, — серьезнеет гостья. — Обязательно всегда берите с собой, рекомендую. А насчет помпы я решила, что это знак, и перешла обратно на шприцы. Да и не нравилась она мне никогда, липомы опять же возникали.

— Что? — кажется, от вопросительных слов мне сегодня не избавиться.

— Липома — доброкачественная опухоль. Иголка же постоянно в теле. А это все-таки инородное тело, организм по-разному реагирует. Но у вас наверняка не будет, это я такая, жирообразующая, — Маргарита похлопала меня рукой.

С трудом сдерживаюсь, чтобы не отдернуть кисть. А я-то надеялась, что мы подрастем, поставим помпу, и все проблемы будут позади. Оказывается, помпа — не панацея. Это нечестно!

Ладно, я была готова к тому, что помпа — это дорого, в районе ста тысяч рублей. Видела в больнице счастливчиков и спрашивала о ценах. Я понимала, что использованию помпы надо учиться — так, как мы сейчас учимся всей прочей диабетической жизни: знать, какие кнопки нажимать, как заменить инфузионную систему, как ее починить и что делать, если результат оказывается далек от предполагаемого. Но опухоли! Но риск диабетического кетоацидоза из-за того, что инсулин в помпе только ультракороткого действия! Ладно, у нас всё равно нет ста тысяч на помпу. А если с сокращением всё пойдет по худшему пути, то надо будет думать совсем о других вещах.

— Здравствуйте! — Дана забежала на кухню и сразу бросилась к бегемотику. — Можно потрогать?

— Обязательно. Пойдем в комнату, познакомишь меня со своими игрушками.

— Я тебя лучше с братиком познакомлю. Он сам ползает, — щедро предлагает Дана.

— Здорово! — кивнула Маргарита. — Давай будем играть с тобой в одну особенную игру. Только для нас двоих. Хочешь, я тебе расскажу?

Они уходят в комнату, и я смаргиваю слезы. На свете очень много хороших людей. Когда тебе плохо, Бог специально подставляет их на твоем пути, чтобы ты видел: вокруг не одна только темнота, есть еще любовь, радость, творчество.

Любовь и творчество — то, чего хочется каждому, по крайней мере, мне так точно хочется. Банальный, хотя и с трудом выкристаллизованный мной смысл существования. С открытиями ученых это часто случается: невероятными усилиями, помноженными на сотни опытов, они доказывают азбучные истины и потом обижаются, что никто не пишет кипятком от восторга. Хорошо, что я не ученый.

Тем не менее, долгие и упорные работы по извлечению всем известного философского камня не обошли и меня. И вот, с трудом вычленив этот дистиллят — любовь и творчество, я с растерянным видом переливаю его из одной мысленной мензурки в другую. Не хватает любви и творчества? Заведи щенка и начни вышивать крестиком. Ах, это совсем не то, что ты имел в виду?.. Тебе хочется большого и чистого? Вымой ванную после купания ребенка. Кстати, дети

— это своего рода идеальный объект, в котором нужные ингредиенты соединяются в любых требуемых пропорциях. Вот уж где простор для творчества, море бескорыстной любви и заодно перспективы развития. Но почему-то это опять не засчитывается подсознанием за правильный ответ.

Мое подсознание — очень простая штука и не любит сложных мыслей. Оно хочет взаимной корреляции между жизнью и понятными шаблонами, радостно потребляемым бедолагой-подсознанием из окружающей поп-культуры. Любовь = вздохи на скамейке и принц на белом коне. Частица «не» по дороге в подвалы подсознания благополучно теряется как несущественная. Творчество — см. «автор-творец», он же демиург. Сотворение мира — необходимый минимум существования данного субъекта. В крайнем случае подойдут 40-я симфония, «Евгений Онегин» или Джоконда. Такой ассоциативный допрос не блещущего интеллектом подсознания постепенно затягивает. «Успех — признание толпы и бесконечный адский труд». Не дотягиваю ни по одному из параметров. «Жизнь — брызжущее яблочным соком, наполненное смыслом, активное существование». Оно же «не смерть». Почему-то здесь частица «не» все-таки дотелепалась до подвалов.

Подсознание, как дикаря или ребенка, легко умаслить сладким леденцом и обмануть, но иногда оно выдает такие мудрые и наполненные подлинным смыслом вещи, что хоть стой, хоть падай. Чаще, конечно, приходится падать, потому что время и место выдачи истин также определяется Подсознанием по своему разумению. Кроме того, оно легко обставляет взрослых умников в способности настоять на своем, просто упрямо повторяя «дай-дай-дай» — верный способ, с помощью которого двухлетки радостно доводят родителей до нервных срывов.

Вот и сейчас оно выдает, что-то вроде «покой — это хорошо». А то я не знаю! Покой — это когда не вздрагиваешь от любого непонятного звука, подозревая, что кто-то из твоих домашних уже впал в кому. Когда пришли хорошие гости и играют с твоими детьми, а ты можешь блаженно созерцать эту картину. Когда ты сам позволяешь себе никуда не спешить и не трясешься, как вчерашнее желе, — просто по привычке. Прекрасно, когда твои привычки — покой, любовь, творчество. Такое вообще бывает?

Глава 10

К эндокринологу мы ходим раз в месяц. Нам выдают ампулу-картридж инсулина и одну коробочку тест-полосок. Теоретически выдают. Обычно дают одноразовую шприц-ручку новорапида, которой мы не пользуемся. Раньше можно было ее разломать и вытащить картридж, чтобы вставить в многоразовую. Но сейчас хитрые производители стали делать неразламывающийся вариант. Если жаба душит особенно сильно, мы берем шприц-ручку, а если берет верх здравый смысл, не берем. Картриджи для многоразовой ручки бывают не часто. Приходится покупать.

С тест-полосками, а это самый дорогой расходный материал для диабетика, тоже не всё гладко. Коробочка на пятьдесят штук стоит около тысячи рублей. Ее хватает примерно дней на шесть. Эндокринолог выдает рецепт, который надо успеть выкупить в специальных аптеках. Подходит далеко не любая. А в этих «нелюбых» вдобавок всё мгновенно раскупают. Допустим, справиться с этой задачей для торгового агента со стажем — пара пустяков, а вот для замотанной мамы троих детей — отнюдь. Кроме того, каждый раз дают полоски для разных глюкометров. Так что обычно мы отказываемся: кому-то пригодится, а Данюша выбрала «Контур ТС» и хранит ему верность. Говорит, он «самый не больной». Если тебе по восемь раз в день приходится делать дырки в пальцах, это имеет значение.

Что мы узнали

Это зависит от функции «глубина прокола». Если на ланцете-прокалывателе есть градации от минимума до максимума, это то, что надо. Еще важно, сколько крови требуется глюкометру для подсчета. Чем меньше — тем лучше, от 0,5 до 2 мкл

крови — хороший вариант, не нужно давить палец, принуждая его выдать больше красной жидкости, и так по многу раз в день. Я уже привычно прошерстила интернет в поисках рейтингов самых лучших глюкометров. А мы-то в тренде! Из бюджетных глюкометров (не дороже тысячи рублей) наш «Контур TC» на первом месте.

1. Контур TC (Contour ts).

2. Диаконт (Diacont OK).

3. Акку-Чек Актив (Accu-Chek Active).

4. Clever Chek TD-4209.

5. Сателлит Плюс.

«Компактность и легкий вес — важные параметры, позволяющие всегда держать прибор при себе», — пишут обозреватели. Сразу видно, они не диабетики. Какая разница, весит прибор пятьдесят граммов или сто? Реально — никакой. Зато важно, насколько тот или иной прибор популярен в вашем регионе, и есть ли в округе тест-полоски к нему. «Контур TC» и «Акку-Чек» — в каждой аптеке. А расхваливаемый отечественный «Диаконт» днем с огнем не сыскать. Да, можно покупать тест-полоски и прочую диабетическую продукцию по интернету, но это не всегда удобно и, тем более, оперативно. А иногда надо получить результат быстро. На практике важными для нас стали параметры точность измерения, надежность и стоимость тест-полосок. Потому что прибор покупаешь один раз, а тест-полоски — постоянно. Это одна из главных расходных статей диабетика. Тестовые полоски продаются отдельно. Комплект из пятидесяти штук стоит порядка 800–1100 рублей. Его нам хватает примерно на пять-шесть дней.

Наш любимый «Контур ТС» «демонстрирует высокую надежность и точность измерений». В общем-то реклама не врет: разница с лабораторными анализами у нашего глюкометра была около 0,5–0,7 ммоль/л. Это совсем немного, допустима погрешность около двух единиц.

Кроме того, глюкометр должен быть простым, чтобы особенных мыслительных усилий при его использовании не требовалось. Здесь самое главное — покупать глюкометр без кодирования. Кодировать глюкометр — значит настраивать его на определенный уровень чувствительности реактива тест-полоски, чтобы он выдавал максимально точный результат. Кодирование необходимо проводить каждый раз, когда вы начинаете новую упаковку тест-полосок, и перед первым использованием глюкометра. Раньше кодирование производилось — о, ужас! — вручную, требовалось набирать код тест-полосок, напечатанный на упаковке. В настоящее время глюкометры кодируются контрольными тест-полосками или электронным чипами. Но всё равно лучше брать глюкометры с технологией No Coding («Без кодирования») — так снижается вероятность ошибки в замерах из-за введения неверного кода.

Не удержалась от обозрения новинок. Глюкометр Bioptik Technology (EasyTouch GCHb), цена пять тысяч рублей, производитель Тайвань. Он умеет измерять кровь не только на сахар, но и на холестерин с гемоглобином. Но требует кодирования... Нафиг-нафиг! Или вот еще «Акку-Чек Мобайл», работает без кодирования и без тест-полосок, одиннадцать позиций прокола с учетом типовых отличий кожи. В набор входят два барабана с ланцетами, тест-кассета на 50 измерений, а также прокалыватель и кабель для подключения к компьютеру.

Не-е-е, нам уж что попроще. Кабель точно потеряется, кассету переклинит... Самым инновационным прибором для измерения уровня глюкозы назван «Акку-чек Performa Combo»: возможность управления данными, составления отчетов, напоминает о необходимости замеров, рассчитывает параметры пациента. На панели девять клавиш. Нет-нет, нам в темноте с дрожащими от недосыпа руками не разобраться. Стоит тридцать тысяч рублей. Ну, это уж вообще за гранью реальности.

— Леша, у тебя есть тридцать тысяч рублей на глюкометр? — на всякий случай уточняю я.

— Озверела, что ли? Теперь с грантами всё будет плохо, — фырчит Леша, засовывая в рот кусок сыра. — Министерство совсем рассвирепело. Пока составишь отчет, который бы их устроил, мозги наизнанку вывернешь. И ведь я ничего не нарушаю! Если учитывать последние новости, нас всех можно сажать.

— Почему? — пугаюсь я. Кажется, надо отвлечься от технических новинок и приблизиться к суровой реальности.

— Да вот одного певца обвинили в том, что он создал группу с корыстным замыслом, чтобы получить прибыль, подав на специальный конкурс. С их точки зрения, надо было создавать труппу альтруистов, что ли? Да мы все создаем группы работы по грантам именно с этой целью — срубить бабла.

— Всех не посадят, — не очень уверенно утешила мужа я.

— Ага-ага, скажи это репрессированным 1937 года, — не поддавался на утешения муж. — Всё одно к одному: еще Асламзян мне подсунул Элегантность ежика. Вот что я с ней делать буду? Она же ни бе, ни ме!

— Кто? — опускаю противень на стол, чтобы нарезанные тонкими пластинками баклажаны не съехали в неопрятную кучу. — Ты там ничего не выпил?

— Не пил я. Даже кофе не успел. Дипломница одна, имя совершенно непроизносимое, и при этом пишет курсовую по французскому роману «Элегантность ежика». Все ее только этим ежиком и зовут. А теперь мне подсунули, гады! Я ж и французский не учил никогда, даже текст в оригинале прочесть не смогу. Как можно работать в таких условиях?

Леша ожесточенно чертит ручкой в тетрадке, едва не прорывая лист бумаги насквозь. Я ставлю противень с овощами с духовку и перехожу к чистке картошки. Но сначала краем глаза заглядываю в записи, сделанные мужем.

— Почему ты записал сахар 5,1, если было 2,2?

— Так нам завтра к эндокринологу идти, — пояснил муж.

— И что?

— А в документах, — он ожесточенно трясет тетрадкой, — одни качели: то шестнадцать, то два. Никакого прогресса. Как мы будем отчитываться?

— Ты врача с министерством не перепутал? Нельзя анализировать неправильные данные. Ладно эндокринолог, она кого угодно замордует, а сама новости по диабету не читает уже лет семь. Но мы-то? Как я узнаю, что не надо брать этот творог, если ты мне лепишь пятерку?

— Да я везде пятерку ставлю, когда сильно плохой результат. Зато сразу ясно: если стоит «5», значит, был косяк.

— Но я-то правильную пятерку пишу! Нет уж. Если хочешь, заведи вторую тетрадочку — для эндокринолога. А сам, будь добр, пиши по-честному!

Казалось бы, когда долго занимаешься одним и тем же делом, например, готовишь тазики еды, то оно должно уже получаться быстро и легко, на автомате. Но ничуть не бывало. Наоборот, с каждым разом чистить картошку становится всё труднее: нож скользит, шкурки отваливаются не длинной спиралькой, а толстыми кусками.

— Что съесть — хлеб вместо лопуха или лопух вместо хлеба? — задумчиво рассуждает Дана.

Ответ кажется очевидным даже тем, кто может не заниматься подсчетом углеводов в каждой крошке. Но только если не знать, что лопухом дочь называет лаваш. Майя вместе с сестрой лепит из пластилина пирожки и прочие вкусности: у синеголового кота и собаки с отваливающимся хвостом намечается прием гостей. Наконец, всё разложено по тарелкам, и пикник под столом готов. Вдруг Дана в ужасе кричит:

— Майя-а, стой! Мы же не посчитали, сколько в них хлебных единиц!

Сверху на головы отдыхающих сыплются картофельные очистки.

— Мам, а можно я немножко капусты съем. Пожа-пожа-пожа-пожа-а-алуйста!

— Дан, обед через полчаса. Потерпи.

— Я не могу терпеть, не могу! Хочу есть! Только немножко капусты-ы-ы-ы...

Ушедший было к Жене в комнату муж возвращается обратно:

— Нельзя столько жрать! Она только и думает о еде. Что за дебилизм — есть по три-четыре блюда. Тут не ресторан. Вот дай ей картошку на единицу и сока. Всё.

— Но она не наестся! Картошка на единицу — это всего 70 грамм.

— За каждый прием пищи надо есть на 1,5–2,5 хлебные единицы. Если три и больше, то сахар начинает скакать. Так что, будь добра, соблюдай низкоуглеводную диету.

— Питание должно быть сбалансированным, — защищаюсь я. — Она ребенок. Ей надо хорошо кушать. А у тебя всё нельзя! Мясо, творог, сыр на ужин нельзя. Пшенку нельзя, больше 2,5 единиц нельзя. Дай тебе волю, ты бы ее три раза в день одной гречкой кормил!

— Зато сахар бы был отличным.

— Сам-то по полбанки сгущенки зараз сжираешь!

Муж смотрит на меня как на ненормальную.

— Так ведь у меня нет диабета, — на всякий случай поясняет он.

Как будто я не понимаю! Это он не понимает. Ему всё равно, что Дана не может съесть сгущенки с орехами и запить соком. Очень удобно загнать всех в гетто и заставить ходить строем. Главное, ему никто не помешает есть сгущенку.

Что мы узнали

Легко сказать — низкоуглеводная диета. То есть овощи, фрукты, ягоды, мучное, рис — всё нельзя. Можно мясо, птицу, рыбу, сливочное масло, сыр, растительное масло холодного отжима (оливковое, кокосовое). И откуда у меня столько денег, чтобы только качественную говядину (курица уже осточертела!) и оливковое масло покупать? Еще можно салаты из свежей зелени, заправленные растительным маслом. На одном сайте прочитала, что «углеводы — это щепки и тонкие доски, которые быстро сгорают и которых нужно очень много, чтобы поддерживать оптимальный огонь, а жиры — это крепкие и толстые поленья, которые очень медленно горят и дают больше энергии и тепла. Когда начинают расходоваться жиры, организм переходит в состояние кетоза, не путать с кетоацидозом».

Кетоз возникает благодаря выработке организмом кетоновых тел, которые образуются при недостатке уровня глюкозы в крови. Процесс выработки кетоновых тел запускается при потреблении очень малого количества углеводов, которые способны быстро распадаться для поддержания уровня сахара в крови. При этом белков тоже должно быть крайне мало, так как печень может и их переработать в глюкозу. Во время питания по правилам

кетодиеты организм начинает вырабатывать энергию практически только из жиров.

Разные исследования подтверждают: диабетикам такая диета не вредит, а наоборот, идет на пользу. В одном таком эксперименте 22 диабетика 3 месяца сидели на кетодиете, ограничиваясь 70–90 углеводами в день. Уровень сахара в их крови стал более ровным, гликемический индекс снизился, а инсулина они стали употреблять меньше. Но требования кетодиеты, на мой взгляд, просто непомерны: сократить углеводы до 35–50 граммов (около 20 граммов чистых углеводов), белка — до уровня около 1,4–1,7 граммов на килограмм веса, пить много воды (объем выпитой жидкости может доходить до 3–4 литров в день) и отказаться от перекусов.

Жирная мясо и рыба, яйца, орехи с чуточкой овощей и редкими дольками грейпфрута или апельсина. А у нас на цитрусовые аллергия! И как я буду ровно держать сахар в крови, если нет медленных углеводов в виде каши или хлеба, позволяющих долго поддерживать ровный уровень глюкозы? Как отказать вечно голодному ребенку в перекусах, а также фруктах и овощах?

Кроме того, поддерживать кетодиету в наших долготах и широтах фактически нереально, если вы не святой отшельник-миллионер. Если ты куда-то едешь, то найти подходящий перекус очень сложно. Любой фастфуд по определению чрезвычайно углеводен. А кетодиета не из тех, которой можно то придерживаться, то нет. Ты либо соблюдаешь ее жестко, либо не стоит и начинать. Сказать ребенку, что теперь в его жизни не будет ни сладостей, ни фруктов, ни булочек, а одни только уколы и нелюбимое мясо? Я к этому не готова.

Ладно-ладно, попробую ввести элементы низкоуглеводной диеты. Но от конфет и мороженого в качестве кулинарной радости не откажусь. Хоть пристрелите!

Считается, что страсть к сладкому пришла к нам чуть ли не со времен палеолита. Сладости были редкостью и ценностью (мёд или ягоды встречались гораздо реже, чем другая еда), поскольку содержащиеся в них быстрые углеводы могли быстро перейти в энергию, а древним людям требовалось постоянно быть настороже. Натуральные сладкие продукты редко были ядовитыми в отличие от тех, что имеют горький вкус. Кроме того, сладости помогали накоплению массы тела, а это защищало от переохлаждения, что для древних было немаловажно. Для нас, в общем-то, тоже, только мы с этим накоплением активно боремся. На самом деле, когда нам хочется чего-то сладкого, то это организм подает сигнал о дефиците тех или иных веществ. Например, мечты о шоколаде означают нехватку магния. Для того чтобы пополнить его запасы, можно съесть немного орехов или семечек. Тяга к мучному свидетельствует о нехватке азота. Восполнить его недостаток можно с помощью любого продукта с высоким содержанием белка, выбрав стейк или паровую рыбу.

Жаль, что мы с организмом говорим на разных языках и плохо понимаем друг друга. Было бы здорово обменяться внятными требованиями и пошагать хором в счастливое здоровое будущее. А пока приходится жить, как всегда: манипулировать, обманывать, заменять требуемое суррогатами, уговаривать «потерпеть еще немного», а потом сталкиваться с бунтами тех или иных органов.

Глава 11

Солнце светило просто отвратительно — как будто призывало безоглядно радоваться жизни, счастливо щуриться, впитывая скудно расплескиваемое сверху, беззаботным олененком скакать по полям и лугам. Ага, северным таким олененком. В ином виде по нашим сугробам не поскачешь. И вообще, как можно радоваться, когда сегодня надо идти на комиссию по присуждению инвалидности твоему ребенку, и ты НАДЕЕШЬСЯ, что ее присудят. Потому что в противном случае не дадут пенсию. А если без пенсии, и твоих близких могут в любой момент уволить, то становится так страшно, что хочется сесть посреди улицы, потому что сил уже совсем не осталось. Особенно на всяких паршивых оленят. Проезжающий навстречу малыш широко улыбается мне беззубым ртом. Кривлюсь. Раньше при взгляде на ребенка первая реакция была внутренняя улыбка. Презумпция умиления. В первые дни жизни с диабетом поймала себя на мысли, что реакция изменилась, теперь это сузившиеся глаза: «Здоровый, с-сволочь!»

На ходу составляю план: быстро одеться, потом в магазин — купить Дане орехов и конфет, потом полчаса полежать — Женьку уведут на прогулку, потом собираться на комиссию по инвалидности. А там уже — без всяких планов — комиссия.

А нет, пока возилась со сборами, «отдых» уже просвистел мимо. Или пожертвовать конфетами? Понимаю, что между «есть» и «спать» надо выбирать второе: и для фигуры полезнее, и денег меньше уходит. Но назло здравому смыслу выбираю первое. И так всё фигово, так еще и последней радости себя и Данюшу лишить? Не дождетесь!

Вся жизнь ребенка сделала крен в сторону еды. Она и раньше была моей абсолютной наследницей, а я славилась среди маминых знакомых, как «девочка, которая хорошо кушает». С ужасом представляю, как бы я повела себя, если бы заболела диабетом сама. Насколько тяжело было бы выкорчевать из жизни все эти орешки, конфетки, литровые кружки ночного чая с молоком и сухофруктами... А бедный ребенок, еще и не насладившийся этими радостями бытия, уже вынужден существовать в жестком режиме экономии углеводов. Даю ей на ночь один миндальный орешек — она радуется. И на всякий случай спрашивает: «А можно два орешка?» Даю два — и это настоящий пир.

Убегаю на кухню и сквозь слезы съедаю их целую горсть.

Что мы узнали

Сырые орехи и семечки, вообще-то, при диабете даже полезны. Они содержат много жиров, но большинство жиров в орехах являются здоровыми — мононенасыщенными и полиненасыщенными. Кстати, миндаль и грецкие орехи повышают чувствительность к инсулину. Исследователи из Гарварда пришли к выводу, что высокое потребление орехов снижает риск внезапной сердечной смерти, что является основной причиной смерти среди больных сахарным диабетом. Человеческое тело содержит 96 540 км кровеносных сосудов и 160 900 км нервных волокон. Сахарный диабет зачастую блокирует сердечно-сосудистую систему и повреждает нервы, что вызывает 80 % смертей диабетиков.

Орехи понижают уровень сахара в крови благодаря наличию в составе цинка и марганца, способствуют улучшению состояния сосудистых стенок, что позволяет предотвратить такое осложнение, как диабетическая ангиопатия, в орехах много полиненасыщенных жирных кислот, которые способствуют

профилактике атеросклероза, коронарной недостаточности. Но надо понимать, что есть надо в меру. Даже активному худышке-диабетику можно употребить не более половины стакана орехов в день. Я для себя определила максимальную ежедневную норму в десять-пятнадцать штук. Орехи хорошо насыщают, и у них низкий гликемический индекс, что позволяет делать незапланированные ореховые перекусы без подколок. 1 ХЕ содержится в 140 граммах арахиса, 90 граммах грецких орехов и фундука, 60 граммах кедровых орехов, миндаля и фисташек.

Дана поняла, что ей можно хоть что-то съесть без укола, и теперь периодически клянчит орешек. А я торгуюсь за них, как безумная белка.

Естественно, всё запретное привлекательно вдвойне. Дочка тоже бесконечно кормит свои игрушки. С утра до вечера играет в повара и обожает угощать гостей различными деликатесами. Валит всё в кучу: «Это жареная рыба. И там еще киви. И шоколадка. И сыр. И клубничка еще». Одним словом, всё, что ей хочется съесть в реальности.

Я пытаюсь переключить ее на другое.

— Давай играть с плюшевым щенком. Ой, у него же нет имени. Как назовем?

— Наверно, Грибок. Или Макароны. Нет, давай назовем его Грибок-шоколадка-макароны. Он на всё отзываться будет.

Старшая дочь, в которую, в принципе, очень трудно впихнуть что-то питательное, ужасно сердится: «Дана, ты можешь говорить о чем-нибудь, кроме еды?!» Я ухожу в туалет и там реву. Нет, не может, не может она совсем не говорить о еде! Вот я уже мать троих детей и всё равно люблю про еду поговорить. И попробовать. И что-то вкусненькое хочу каждый день. Прижимаюсь щекой к крепенькой ручке дочери. Пойду и дам ей сейчас третий миндальный орешек. Гады!

От размышлений о несправедливости жизни меня отвлекает ПЛАН. Он грозит нарушиться окончательно, а этого допустить нельзя. Лихорадочно перебираю бумажки в папке.

Анализы — много-много анализов. Полис, паспорт, свидетельство о рождении, направление от лечащего врача, паспорт, СНИЛС... Стоп. Вот самое главное — выписка из больничной карты. Хорошо, что нас перевезли в Москву, в местной больнице нет профильного отделения, и всем диабетикам приходится регулярно прорываться в столичные клиники, чтобы подтвердить, что за год-два их диабет чудесным образом не исцелился. В комиссии явно сидят те, кто до сих пор верит в Деда Мороза, ничем иным их стремление ежегодно проверять детей на подтверждении неснимаемого диагноза объяснить невозможно. Комиссия ВТЭК собирается раз в месяц, и если не попасть на заседание, то пенсии придется ждать минимум до весны.

Собраться, одеться скромно, но аккуратно, взять бумажки, Дану, глюкометр. А-а-а, конфеты. Ой, еще огурчик и машинку. И вторые варежки, и... Бежали бегом, сгоняя уровень сахара к самой нижней планке, пыхтя в снегу и проклиная врачей, инвалидов, дворников и всех, кто попадался на пути.

Как оказалось, зря. Очередь двигалась медленно, можно было дойти, не торопясь, и сохранить остатки самообладания. Я покосилась на соседа, инвалида-спинальника на коляске. Он был в новой рубашке, тщательно выбритый и благоухающий лосьоном «Нивея». Мне не по себе в обществе инвалидов. Они уродливы, они непонятны, они заставляют чувствовать вину и страх, что в любой момент ты можешь «заразиться» их бедой, стать такой же, стать одной из них. Ха-ха, «в один момент»... Ты УЖЕ сидишь с ними в одной очереди. «Моя дочь не инвалид! — спорю я с собой. У нее всего лишь сахарный диабет. Это совсем другое, нестрашное...»

— А почему у тебя такие большие колесики? — Дана не теряла времени даром и уже успела проверить шины на прочность.

— Чтобы быстро ездить.

— Везет тебе, я бы тоже хотела так покататься.

— Нет! — ору я, в последнюю секунду успевая загнать крик на ментальный уровень. Только коляски нам не хватало. Не смей так говорить!

— Давай я тебя покатаю?

Через секунду я обреченно наблюдаю, как Дана рассекает холл на коленях у постороннего, неизвестно чем больного дядьки.

— Направо! Налево! — командует она. — Ух ты-ы-ы-ы!..

— Потише, пожалуйста, — выглядывает комиссионная голова из-за двери кабинета. — Идет рассмотрение дел, и вы...

Зрелище хохочущей рыжей девчонки на коленях у спинальника, которые волчком крутятся на месте, явно было не тем, что голова ожидала увидеть.

— Почему вы?.. Зачем вы... Вы что?!

— Мы хорошие. Мы больше не будем, — умильно улыбается дочь. — Правда?

С трудом подавляющий улыбку сосед кивает с самым честным видом.

Я немножко сочувствую голове. Иногда бывает очень трудно сообразить, как себя вести, если на пути попадаются дети. Реагировать приходится быстро. А они хитрые, рыжие и вооружены невинными голубыми глазами.

— Борохова, заходите.

Мы садимся на стулья перед пожилым мужчиной в белом халате. Он похож на всех партийных чиновников эпохи застоя сразу. Никаких вопросов, только минимальные ответы четко по теме, понимаю я.

Хорошо, что Дана набесилась в коридоре и сейчас сидит спокойно, издалека смахивая на пай-девочку. Представитель комиссии спрашивал. Я отвечала. Иногда он сверял мои ответы с бумагами, и я задним числом понимала: заданный вопрос был каверзным.

— Какой инсулин и в каких количествах вы используете?

— В ножку колем левемир, а в ручку — новорапид, — неожиданно влезает в разговор Дана. — Но один раз мы перепутали. Нечаянно.

— Похоже, можно разговаривать напрямую, — улыбнулся проверяющий и сразу стал очень похож на обычного человека. — Наверно, эндокринологом станешь? Врачом?

— Я пока в музыкальную школу хожу, — задумывается Дана. — Хотите, песенку спою?

— Не надо, не надо, — пугается инвалидный чиновник. — Вот розовая бумажка, не потеряйте, ее везде надо предъявлять, а эту — подальше уберите.

Это значит, что мы справились, сдали сложный экзамен? И теперь можем гордиться полученным званием инвалида?

Выходим прямо в сугробы. Пока рассматривали наше дело, метель намела настоящие горы, и ступенек практически не видно.

— Мам, давай прыгнем! — кричит Дана.

— Давай, — соглашаюсь я, многодетная мать с ребенком-инвалидом в анамнезе. — Мне теперь, блин, всё можно. У меня справка есть.

Из серого здания МСЭК выходили серые люди. Даже те, которые облегченно улыбались, были серыми. Они не видели, что взрослая тетка лежит в сугробе почти у самого крыльца. Не удивлялись. Поспешно скрипели колесами инвалидных колясок или старыми пластиковыми тросточками, ежились под снегом. Те, у которых что-то отнято и будет отниматься дальше: радость, уверенность в себе, надежда на лучшее. Несправедливый закон «у кого есть — прибудет, у кого нет — отнимется еще», но он работает. Я была с ними, перешла черту, отделяющую баловней судьбы от во всем виноватых козлищ. На мне немаркая куртка болотного цвета и ботинки, которым уже лет семь. Я не помню, когда последний раз наносила макияж, а любые весы обхожу за три метра, чтобы, не дай бог, не узнать настоящее количество имеющихся килограммов. Снег за шиворотом ведет себя по-хамски, растекаясь в одному ему доступных направлениях.

— О-о-ох! — воздух со стоном вырывается из груди, на меня с размаху плюхается рыжий танк. Больно.

— Ты у меня самая красивая! Не-за-ра-зимая!

Мой бедный рыжий танк, у нее начисто отсутствует вкус. Я прижимаю к себе хохочущее тельце. Снег за шиворотом теплеет и успокаивается, мимо скрипят очередные колеса.

— Хорошего дня, рыжуля!

— У меня самая красивая в мире мама! — гордо и невпопад отвечает дочь.

— А то! — подмигивает бывший сосед по очереди.

Старательно отряхиваю снег и строго выговариваю Дане не приставать к людям с глупостями.

Может быть, не у всех всё отнимается? Или дается что-то взамен?

Глава 12

Два месяца проходят почти занудно. Леша спокойно работает. Никого не сокращают, никому не подсыпают соль в заварочный чайник. К перепадам сахара мы почти привыкли и чувствуем себя, как юнга, проплававший первый сезон в море. Умом понимаешь, что еще не крутой профи, но ощущение опыта за плечами заставляет гордо выпрямиться.

Мама по секрету признаётся по телефону подруге:

— Меня в зяте всегда бесило занудство. А теперь именно этот педантизм и выручает. Леша всё так скрупулезно подсчитывает, до сотых вычисляет. Новости по диабету методично изучает. Я бы не смогла.

— Бог все видит, — соглашается подруга. — Знает, какого зятя кому дать.

Молодые мамы, получая новый — родительский — статус сразу резко повышают свое стадное чувство. По ним можно изучать биологию за 9 класс — о поведении животных в группе. Объединенные общей задачей — выращиванием потомства, они сразу становятся реальной силой. Внутри группы процветает конкуренция, борьба за лидерство, желание самоутвердиться, но перед внешними агрессорами стая смыкает ряды и дает такой отпор, что можно только дивиться.

Мамы, как в компьютерной игре, получают дополнительные жизни. На этом временном лифте они могут снова вернуться в период первой любви и последнего звонка. Могут двигаться не только по горизонтали, но и по вертикали, получая альтернативные квесты. Если захотят, конечно.

Так, мама вспоминала время моей учебы в школе, как один из самых интересных периодов собственной жизни. Родители, и правда, дружили взахлеб, не хуже нас играя в разные школьные мероприятия и наперебой предлагая нам свои заветные сценарии. «А я в детстве хотел в индейцев играть...», — вспоминал один папа, и в выходные мы ехали за город, где раскрашивали лица и искали индейские клады. «А я хотела играть в Поле чудес», — признается чья-то мама, и на 8 марта у нас проводится игра, где Якубовича с успехом заменяет один из родителей.

Иногда я трусливо негодую: почему маме досталась такая удобная в эксплуатации я, а мне приходится иметь дело с тремя монстрами, один из которых к тому же пугает своим диабетом?

Хотя, наверное, справедливо, что мне достались такие непростые дети: расшевелить мой лежачий камень не так-то просто. Волей-неволей начинаешь пересматривать свои приоритеты, по крайней мере, внезапно понимаешь, что они вообще у тебя есть, раньше ты их не рассматривал, значит, и не подозревал об их существовании. Начинаешь ценить свободное время — до минуты — и думать, на что его потратить. Да, лень и усталость выгрызают большую часть подачки, но остатки кому-то да перепадают.

Как сказала одна моя знакомая, каждый родитель получает такого ребенка, которого может выдержать. И в этом есть немалая доза утешения. Во-первых, перекликается с христианскими размышлениями о том, что бог не дает таких испытаний, с которыми мы не могли бы справиться. А во-вторых, льстит тебе при любых вариантах развития событий. Если все идет плохо, и дети смахивают на гибрид дьяволенка с крокодилом, то ты понимаешь, сколь огромный потенциал в тебе заложен и какие силы дремлют — раз ты сможешь справиться вот с ЭТИМ. А если все идет хорошо, то ты с тихой улыбкой и обоснованным оптимизмом глядишь в будущее: да, ты не Геракл, но, значит, и твои дети не принесут тебе серьезных проблем.

Миляга с сестрой периодически заходят в гости. Я кормлю их пирогами и сама поправилась на пять килограммов — чем не пожертвуешь ради хорошей компании! Психолог из центра поддержки детей-инвалидов говорит, что Дане не хватает компании сверстников.

— Это мне не хватает компании сверстников! — жалуюсь я Миляге, в расстроенных чувствах доедая последний кусок пирога. — Если бы не вы, вообще на стены бросалась бы.

Она утешает меня институтскими историями. Больше всего мне нравятся пятикурсники с музотделения. С ними вечно что-то происходит. Например, на днях Миляга пришла вести у них пару, а дверь в аудиторию заперта. Наверно, ключ на вахте лежит, вздохнула она. Тут кто угодно вздохнул бы: с первого на четвертый этаж бегать и обратно. Но на звук выглянула Ирэна из деканата педфака и посоветовала:

— Людмила Николаевна, да они там, просто спрятались. Стучите!

— Не может быть.

— Да вы сами посмотрите.

Чувствуя себя пятиклассницей, Миляга склонилась к замочной скважине. Пятикурсницы сидели тихо, как мышки.

— Ну, знаете! Открывайте, я знаю, что вы там, — постучала она. — Открывайте, а не то, не то...

Двери распахнулись как раз вовремя: чем напугать наглых пятикурсниц Миляга придумать так и не успела.

— Я думала, такое только в начальной школе делают. А вы вроде уже большие девочки, — укорила она, останавливаясь взглядом на круглом шестимесячном животе Шестаковой.

Музыковеды сопели. Миляга краснела: ей было стыдно, что студентки пятого курса ведут себя, как детсадовцы.

Я смеюсь. Удивительно, что есть какая-то другая жизнь, где не надо каждые три часа напрягать мышцы пресса, утихомиривая нервное бурчание. Не вставать ночью, наощупь тыкая в ребенка иголками, и не продумывать меню на каждый день с такой тщательностью, будто планируется визит королевской семьи. Зато под взглядом Миляги любой чувствовал себя героем и со снисходительным благородством мог проронить: «Ничего страшного, мы уже привыкли, диабет — не болезнь, а образ жизни».

На самом деле, диабет уже достал. Меня бесит, что люди, особенно врачи, постоянно выговаривают нам, что мы плохо контролируем сахар, что мы едим слишком много сладостей, что у нас впереди слишком много времени для развития хронических осложнений. Попробовали бы сами! Хочется забить на всё и просто не думать о нем хотя бы несколько дней. Не считать, не колоть, не пугаться скачков сахара, не видеть обиды в глазах дочери, потому что опять всем можно, а ей — нельзя.

Миляга подсунула мне вопросы из интернета. Если на несколько из этих утверждений вы отвечаете «да», то у вас диабетическое эмоциональное выгорание. Как у трудоголиков, которые работают по двадцать четыре часа в сутки, только ты эту — диабетическую — работу не выбирал и уволиться с нее никак не можешь. Я втайне перечитываю вопросы, с каждым разом находя всё больше поводов счесть их абсолютно идиотскими:

- я чувствую себя раздавленным и побежденным диабетом;
- я очень злюсь на диабет, мне надоели ежедневные замеры, уколы и т. д., я испытываю и другие сильные, негативные чувства по поводу диабета;
- я чувствую, что диабет контролирует мою жизнь;
- я трачу слишком много времени и сил на борьбу с диабетом;
- я расстраиваюсь по поводу того, что я делаю недостаточно для контроля диабета, но всё равно чувствую, что у меня нет сил что-либо менять;
- я говорю себе, что управление диабетом неважно, что осложнения произойдут у других, но не у меня, и всё же мне не удается избавиться от ощущения обреченности;
- я частично или полностью забросил(а) лечение диабета,

думаю о нем как можно меньше, говорю себе, что жизнь с высокими сахарами не проблема;

- я полностью или частично избегаю ситуаций, которые могли бы указать мне на последствия того, что я недостаточно компенсирую мой диабет (например, замеры сахара, анализы, обследования или визит к врачу);
- я часто ощущаю, что я один на один с диабетом;
- я стыжусь диабета и никому не говорю о том, что я болею.

Между прочим, ученые доказали, что риск развития депрессии у людей с сахарным диабетом как первого, так и второго типа в два раза выше, чем у людей без хронических заболеваний. Это означает, что 15–20 % людей с сахарным диабетом живут в состоянии депрессии.

Не знаю, кому из нас с дочерью грозит депрессия: мне как основной рабочей поджелудочной железе или ей, главному страдательному элементу. Так или иначе, перспективы не радуют. Попробую озадачить этими вопросами мужа.

Он недавно вернулся из столицы, куда его приглашали оппонировать на защите кандидатской диссертации. В разных диссертационных советах разные правила. Где-то, в основном, в провинции, оппонентам платят приличные гонорары. Где-то обходятся без них. В Питере платить деньги считалось не комильфо, поэтому тем, кто взял на себя труд прочитать и проанализировать многосотстраничную диссертацию, дарили подарки. Мне это кажется ужасно неудобной практикой. Во-первых, диссертант должен придумать, что дарить, найти это что-то и купить. Во-вторых, «что-то», как правило, нафиг не сдалось оппоненту. В-третьих, могут случиться казусы. Через несколько дней после защиты мужу позвонила испуганная петербурженка — второй оппонент из Новосибирска написал ей злобное письмо. Мол, столь жадных диссертантов еще свет не видывал. И нечего пихать свой протухший сыр, когда все нормальные люди ведут себя нормально.

— Алексей Семенович, что он хочет? В чем дело? — испуганно лепетала в трубку диссертантка.

То есть она думала, что в трубку, но телефон стоял на громкой связи, так как муж варил кофе и не мог оторваться от священного процесса.

— Денег, — со вздохом пояснил Леша.

Он тоже рассчитывал на некоторую сумму, а я-то как на нее рассчитывала! В итоге, был осчастливлен куском сыра прямо из Италии — редкостного и деликатесного, который никто в нашей семье есть не смог. Все зажимали носы и блевали.

— Я-то сразу понял, что у вас там имперские традиции — ничего никому, — продолжал ликбез муж. — Поэтому у меня включился еврейский инстинкт «местные традиции нужно уважать». А у него, видимо, не включился.

— Но почему же он не подошел, не сказал?

— Почему-почему, — прокомментировала на заднем фоне я. — А вы бы подошли к человеку и сказали ему: живо дай денег? Если вы не грабитель с большой дороги, конечно. У них уже, наверно, эти слова вбиты на уровне профессиональных рефлексов.

Утешив испуганного свежеиспеченного кандидата, Леша схватился за кофе.

— Сыру нарезать? — коварно предложила я.

— Я его Думенко подарю. Точно! А то он задолбал уже своими вопросами, сколько нынче стоит оппонирование в Питере. Можно подумать, его не приглашают! Издевается, гнида.

— Думенко не будет его есть. Подумает, отравленный, — предсказала я.

— По вкусу я бы тоже так решил, — рассеянно прокомментировал Леша, открывая ноутбук. — О, обновления с diabety.net! Посмотрим, посмотрим...

Меня ужасно раздражает, когда муж вместо разговора со мной утыкается в экран. Ну и что, что по делу, можно же эти новости отложить на пятнадцать минут. Если я сама так же делаю, так это совсем не одно и то же. Я нахожусь практически в изоляции, никто не может меня винить за то, что иногда хочется вырваться из домашних стен хотя бы виртуально. Муж — другое дело. У него и так есть целый день, чтобы посмотреть на окружающий мир. Зачем ему виртуальность, если у него есть мы?

— У нас медовый месяц! — радостно вскинулся Леша.

Я счастливо улыбнулась в ответ. Все-таки после десяти лет брака приятно услышать от мужа, что у нас по-прежнему медовый месяц.

— Нет, я ошибся. У нас его не было вовсе.

— Как? — ахаю я. — А мы с тобой на море ездили, помнишь? И еще к родителям, а потом...

— Ты о чем вообще? — отрывается от экрана Леша. — У Даны не было диабетического медового месяца. Какое море?

— Какой может быть медовый месяц у диабета?

Муж закатывает глаза. Он о серьезном, а я, как всегда, о каких-то глупостях.

Что мы узнали

Оказывается, по мере развития диабета, когда диагноз уже поставлен и налицо все признаки и ужасы, некоторый существенный процент клеток, вырабатывающих инсулин, еще существует. Просто они подавлены. Когда начинаются уколы инсулина, уровень глюкозы приходит в норму, нагрузка на клетки падает, и на какой-то период старые клетки начинают работать заново. Возникает впечатление, что диабет отступил и в организме всё нормально.

Это и называется у диабетиков первого типа «медовым месяцем».

— Фишка в том, что, несмотря на то, что старые клетки работают, ничего не поменялось, — объясняет мне муж. — Иммунная система по-прежнему их убивает. Клетки начали продуцировать инсулин, соответственно, стали заметны для иммунной системы, теперь она знает, куда направить свою атаку.

— То есть медовый месяц — последний привет от клеток поджелудки? Их прощальный поклон.

— Угу. Медовый месяц — явление кратковременное и обречено на финал. Всё как в жизни.

— Почему это — как в жизни? — обижаюсь я. — Ты что, считаешь, что у нас плохая семья?

— Я не про нашу семью, а про медовый месяц. Нет сейчас такого понятия. Раньше люди женились, и это санкционировало возможность занятия сексом. Они наслаждались друг другом несколько недель, а потом — хоп!

— Что — хоп? — завороженно уточнила я.

— Она беременна: токсикоз, тошнота, ни до чего уже. Вот и получался месяц на «мёд».

Леша, конечно, уже выучил все особенности протекания беременности. С третьего-то раза и до тупого бы дошло, а он у меня очень умный. Доктор наук.

Целую мужа в затылок. Не представляю, как живут женщины без мужей? Никто им ничего не объяснит, не загрузит правильную компьютерную программу, ни на кого не поорешь, если всё плохо и последние линии обороны пали. Тьфу-тьфу-тьфу! Для надежности целую еще раз — в ухо.

Леша смешно втягивает голову в плечи — ему щекотно.

Подсчеты, замеры, вероятностный анализ ситуации — всё это сблизило мужа с младшей дочерью. Перевело их отношения в какой-то новый формат. Муж привык общаться со студентами, малыши ему скучны по определению: они не умеют четко выполнять команды и выдавать заложенные в них знания на контрольном срезе. Но теперь общаться с Даной нескучно. Выстраивать жизненную среду вокруг нее трудно, это вызов, требующий проявить свои мозговые навыки на сто процентов. Леша даже выработал что-то вроде системы правил, помогающих выживать. Не Дане, а нам как ячейке общества.

Во-первых, спрятать еду из зоны видимости. Если на столе стоит ваза с конфетами, то ребенок сразу захочет конфетку. Если он не знает об их существовании в шкафу, то, вероятно, и не попросит.

Во-вторых, есть запретные продукты контрабандно, так, чтобы дочь не видела. Каждый теперь обедает, ужинает и завтракает в свое время. Если кто-то хочет съесть шоколадку, то предпочтительнее сделать это, пока Дана спит или гуляет.

В-третьих, определить, какие сладости мы даем ребенку и в каком количестве. Устойчивая система «можно» и «нельзя», конечно, благо, но я постоянно занимаюсь саботажем. Мысль о том, чтобы лишить дочку кулинарного разнообразия, кажется мне кощунственной, и я всё время пытаюсь разнообразить рацион новыми продуктами. Пока мы сговорились на одной официальной конфете в день, но еще периодически перехватываем леденцы на прогулке, чтобы быстро поднять падающий сахар. Плюс фрукты и летом — порция мороженого.

В-четвертых, есть быстро. Дана не может себе позволить сидеть за столом по полчаса, капризничая и играя в «ложечку за папу, ложечку за маму». Тайминг при диабете очень важен. Поэтому на само поглощение пищи у нас редко когда уходит более десяти-пятнадцати минут. Укололись, слопали — свободны!

В-пятых, обучить как можно больше бабушек ведению

диабета. Тогда можно будет впоследствии отправлять их с ребенком к черту на кулички, а самим наслаждаться жизнью. А поскольку количество бабушек ограничено природой, то сойдут друзья и прочие родственники. Пока это план далекого будущего, потому что необходимы четкие инструкции, а в случае с диабетом так много всяких «если» и «непонятно почему», что пока основную роль поджелудочной железы отыгрываем мы с Лешей. Но муж не сдается.

Он считает, что обучение людей обращению с диабетом — вклад в развитие общества. Вычитал, что, по данным российского федерального регистра больных, в 2017 году зарегистрировано 4 миллиона 348 тысяч человек, больных диабетом. Это только официальные данные, на самом деле диабетиков больше раза в два. Согласно прогнозам, в 2040 году их будет 642 миллиона, в том числе 540 тысяч детей в возрасте до 14 лет. Так что, чем больше народу мы обучим тонким манипуляциям с диабетом, тем больше будет наш вклад в развитие человечества в целом.

Глава 13

Весна подкралась незаметно. Осознаю этот факт в погоне за резиновыми сапогами, которые прячутся в недрах шкафа. Надо найти четыре пары, а пока нашла четыре разных сапога, и почти все — не те, что требуются. В интернете часто смотрю ролики про то, как систематизировать весь домашний хлам и поддерживать порядок. Но почему-то о том, как систематизировать своих домашних, чтобы они его поддерживали, там не сказано. А без этого постоянно скатываюсь в привычный алгоритм: убираю всё безостановочно сама. Удивляюсь тому, что окружающая энтропия никак не уменьшается. Обижаюсь, ругаюсь, расшвыриваю вещи. «Мам, это ты сама разбросала», — с удовольствием комментирует Майя.

Женя радостно пыхтел, запихивая ногу в розовые Данины сапожки. Свои ему пока надеть трудновато. Дана скакала вокруг, меряя всё, что попадалось под руку.

— Мне идет? Я красивая? — спрашивала она, поправляя натянутые на уши колготки.

— Невообразимо, — фыркала я, зарываясь поглубже в шкаф.

У меня очень красивые дети. Старшая — такая грациозная тростинка с вьющимися локонами, которые потрясающе смотрятся в любой прическе. Младшая, у которой нет ни одной правильной черты, кроме губ, — рыжеволосая бездна обаяния. В ответ на ее сверкающую ямочками улыбку и острые вампирьи клыки ни один человек не может остаться равнодушным. А восьмимесячный сын с пушистыми русыми ресницами и без единого зуба, зато с отлично отработанным взглядом покорителя женских сердец, может мгновенно обаять даже таких закаленных индивидуумов, как работники соццентра.

Поэтому внезапное осознание, что красота находится в

глазах смотрящего, становится для меня откровением. Ударяет, как обухом по голове.

Бабушка, гуляя со мной в младенчестве, удивлялась: «Я всё время недоумеваю, почему люди вокруг не ахают постоянно, ведь такой удивительно красивый ребенок». Мама смеялась. Я, как и полагается гению чистой красоты, смущенно и капельку самодовольно тупилась. Самодовольства было немного, потому что мою неземную красоту, кроме бабушки, как-то не очень замечали.

И вот недавно я, положив сына в кроватку, как-то резко обернулась и замерла: на простыне лежал маленький сморщенный недочеловечек. С торчащими ушами. Диатезными пятнами. В слюнях. Фу-у-у... И озарение — таким его и видят, наверно, другие — звезданудо меня по самой маковке. Я присела на диван. Отдышалась и осторожно вернулась к кроватке. Перевела дух: там лежал симпатичный малыш с огромными глазами, неотразимой улыбкой, полной любви, и пушистым хохолком светлых волос.

Но это внезапное прозрение (затмение?) заставило меня приглядеться и к старшим. Майка, поснимать которую меня умоляют все встречные фотографы, оказалась очень неоднозначной. Ее живое пластичное лицо ярко отражает внутреннее состояние. Радость, грусть, задумчивость делают из нее непревзойденную красавицу. А зависть или злость сразу превращают в страшилище. Кривые зубы, торчащие кости, морщины, веснушки, узкие губы — ведьма!

Дана же обладает способностью полностью отключать собеседника от восприятия собственной внешности. Начинает ли она играть, и тогда он общается с ней как с личностью, или ужасно истерить, и тогда хочется поскорее ударить ее чем-нибудь тяжелым по башке, чтобы поскорее заткнуть.

Вообще самое страшное в диабете, не считая самого факта болезни и первого удара-новости, — так называемое неадекватное поведение. Этим словосочетанием аккуратно обозначается всё, чем малыш-диабетик отличается от обычного ребенка.

Моя жизнерадостная дочка просыпается с плачем. Она впадает в истерику от вопроса, какую кашу приготовить на завтрак. Пугает меня до липкого пота получасовой истерикой с сухими рыданиями и требованиями дать ей соску. Ревет в ответ на предложение принять ванну, а после длительного согласования по поводу мытья попы и чистки зубов вдруг выясняется, что она ревет именно потому, что хочет купаться.

Вспышки раздражительности и плохого настроения, которые и взрослый человек далеко не всегда способен контролировать, у малышей выглядят особенно пугающе. «Прежде чем воспитывать, проверьте сахар», — внушает врач. И я так и делаю, после каждого хныка хватаясь за глюкометр. Кажется, в день я трачу около пятнадцати тест-полосок, а пальцы дочери скоро будут напоминать решето.

И не знаю, что меня пугает больше: наличие гипогликемии, требующей немедленных действий по восстановлению уровня глюкозы, или результат, близкий к норме. Ведь это означает, что ребенок устраивает концерты без понятных причин. Как сделать так, чтобы твой ребенок не превратился в избалованного истерика-эгоиста, но и не погрузился в депрессию отвергнутого миром неудачника? Как дать ему внимание и заботу в той форме, которая необходима? Господи, это и со здоровыми детьми удавалось мне не так уж часто...

Кризис трех лет совпадает с началом нашего диабетического приключения, и это выбивает почву у меня из-под ног. Чем вызвано плохое поведение ребенка — низким или высоким уровнем сахара в крови? Дурным характером? Надо ли давать ей конфетку каждый раз, когда она сердится? Ведь она может понять это как поощрение плохого поведения.

Невозможно все-таки при любых капризах ребенка прокалывать ему пальцы. У дочери и так столько ограничений: уколы, контроль еды и сахара.

Что мы узнали

Психологи говорят, что при любом хроническом заболевании родители стараются компенсировать ограничения, вызванные заболеванием, позволяя детям многое из того, что здоровым запрещается. Это не приводит ни к чему хорошему, запугивают специалисты: устанавливать и держать границы во всех областях становится сложнее. Ребенок делается неуверенным, несдержанным, проверяя границы дозволенного, чтобы спровоцировать реакцию родителей. Диабетиков тоже надо воспитывать.

В теории это понятно. Но на практике... Вчера, когда Дана опять на ровном месте впала в неконтролируемую истерику, а Леша прибежал с выражением лица «она первая начала», я была почти спокойна.

— Я ее в интернат сдам! — шипел муж. — Сколько можно орать? Сколько? Сколько?

— Не смей! — вытесняла я мужа из комнаты. — Ты что, хочешь, чтобы ребенок совсем с катушек съехал?

— Уйди, уйди! — бушевала дочь. — Буду у других людей жить!

— Ты же моя любимая девочка, — попыталась смягчить шторм я. — Ты мое солнышко, ты моя заинька. Мне без тебя будет очень плохо.

— Не будет. Вы меня не любите.

— Будет, — прошептала я, чувствуя, как соленые капли солидарности текут по моим щекам.

Дана попыталась перевести дыхание, но всхлипы никак

не прекращались. Я знаю, как непослушное дыхание захлебывается и падает с трамплина. И ты пытаешься вынырнуть, но снова срываешься в плач, никак не можешь вдохнуть такой непослушный воздух.

— Почему ты плачешь?

— Я очень боюсь, — признаюсь я. — Когда ты так кричишь, я страшно пугаюсь.

Дочь залезает ко мне на колени. Обнимаемся и какое-то время всхлипываем в унисон.

— Помнишь, как маленький жучок боялся чудовищ в темном лесу?

Маленькая горячая щечка кивнула у моего плеча.

— И я тоже боюсь, что внутрь тебя забралось чудовище. А моей маленькой девочки больше нет.

— Давай я тебе платочек принесу, — предлагает моя великодушная дочь.

Я согласилась, чувствуя, что рыдания подступают к носу и вот-вот сметут плотину неловкой улыбки.

— Мам, Женька опять уделал ковер, — возвращает меня к реальности Майя. — Это просто писательная аномалия какая-то.

— Одевайтесь уже, ради бога! Сто раз сказала! — привычно рявкаю я.

◆◆◆

Муж уехал в командировку. Пятую за год. По неделе каждая! Оставил меня с тремя мелкими. Это ужасное свинство. То есть умом я понимаю, что, во-первых, это надо по работе. Да, он к конференциям пристегивает возможность попутешествовать и посмотреть мир, но имеет право на маленькие радости. Ведь не раб же на галере. Но в глубине души я, видимо, закоренелая рабовладелица, потому что эти отъезды вызывают в моей душе бурю эмоций.

Так или иначе все эти дни как-то (и обычно неплохо) проживаются. Очень помогают бабушки-дедушки. В этот раз свекровь переселилась к нам на пять дней. Дело в том, что по ночам нам необходимо наличие обязательно двух взрослых. Один встает и меряет сахар Дане в 2:00 и в 5:00, по необходимости дает сок или колет инсулин. Другой меняет памперсы Жене, кормит, усыпляет, наливает водички и уговаривает не вопить на весь дом. Справиться с тем и другим в одиночку не получится даже у полностью бессонного киборга, потому что иногда эти операции накладываются друг на друга, а разрываться надвое пока не научились даже киборги.

В присутствии свекрови наш семейный барабашка расходится до невероятных размеров. Теряется всё, причем буквально на глазах у изумленной публики.

— Вчера я тут трусы постирала, повесила на сушилку. А сегодня нету, — жалуется Клавдия Анатольевна.

— Я не брала, — тут же честно рапортую я.

— Но Дане с Майей совсем ни к чему.

«А мне-то зачем?» — мысленно поражаюсь я. Но решаю довести степень искренности до предельного обнажения.

— Вот, у меня красные, смотрите, — задираю халат.

— Всё пропадает, буквально всё! — мрачно хохочем мы, расшвыривая остатки белья по квартире. — Прямо как в английских детективах — там, где пропасть не могло.

Вечером свекровь радостно прибегает в комнату.

— Нашлись! Знаешь, где были? На мне.

И впрямь как в детективах. На самом видном месте оказались...

Детективы я люблю. Они занимают одну из самых удобных полок в книжном шкафу и большущую папку в моей электронной читалке. Делят место пополам с детскими сказками. Свекровь мою любовь к детским книжкам разделяет, а к детективам — нет. Поэтому я прячу новую Агату

Кристи на задний план, когда она приходит к нам после работы. Клавдия Анатольевна быстро съедает тарелку супа, сетуя на сегодняшних студентов. Я отмеряю порцию супа и Дане. Меряем сахар. Вместо ожидаемых 4–5, на глюкометре опять 9,6 ммоль/л. Открываю методичку-подсказку.

«Почему значение глюкозы крови не то, которое вы ожидали?»

- Съели обычное количество пищи? Может быть, ребенок не доел или, наоборот, кто-то угостил его конфетой?

- Достаточно ли выдержано времени между едой и инъекцией?

- Была большая физическая нагрузка? Больше обычного?

- Плохо себя чувствовали? Простуда или температура?

- Может быть, это была гипогликемия с феноменом отдачи?

- Использовали новую технику инъекций? Изменили ли место инъекции, например, кололи не в живот, а в бедро? В этом случае инсулин действует гораздо медленнее.

- Укололи в жировое уплотнение или в мышцу вместо жировой клетчатки?

Так и хочется ответить, как старый еврей из анекдота: «А если да, то что?» Съеденные конфеты Данка отрицает, я тоже: она спала в комнате, а там нет залежей еды. Паузу между едой и уколом мы не делаем, но пользуемся ультракоротким инсулином, так что это не должно стать проблемой. Раньше всё время так делали, и ничего. Температуры нет. Кололи, как обычно, в предплечье. Но что это там — синяк? А-а-а, укололи неправильно, не весь инсулин дошел до организма. А теперь еще и ручка дочери украсилась фиолетовым синячищем. Ох-х... Сую дочери дополнительные два ореха и отправляю к Майе играть в салон красоты.

Клавдия Анатольевна вгрызается в объявления о работе. Она думает, что ее уволят. Честно говоря, мне тоже это представляется весьма вероятным, так что объявления о вакансиях мы изучаем наперебой. Только вот их совсем немного. В основном, какие-то продажи. Даже должность вахтера, оказывается, просто так у нас не получить — только по блату. В прошлый раз уже было обрадовались: «Серьезная ответственная работа, требуется специалист с высшим образованием». После звонка свекровь озадаченно обводила в рамочку номер телефона:

— Они сказали, что с удовольствием меня примут. Приходите в 20:00 на улицу Гагарина. Я их спрашиваю, в чем заключается работа? А они мне: приходите, всё на месте расскажем.

В итоге, Клавдия Анатольевна пробиралась в полной темноте через подозрительные гаражи. В кармане сжимала бутылочку с лаком для волос — вместо газового баллончика.

А оказалось, что это продажа биодобавок! «Свою первую зарплату вы получите, когда приведете еще пять человек». И ради этого ты крался в темноте с лаком наперевес?

Не торопясь, пробегаем объявления глазами.

— Смотрите, Клавдия Анатольевна! Требуется помощник администратора (оформитель полисов ОСАГО, приемщик белья, консьерж), предпочтительно пенсионер, — я радостно подскакиваю на месте — приятно чувствовать себя благодетельницей.

— Тут сказано, переезд в Зеленоград. Вроде бы у тебя зрение еще должно не совсем отказать. Как ты в школе училась?

Между прочим, училась я хорошо. Даже отлично училась.

И зрение у меня не такое уж плохое, просто я хотела скорее ее обрадовать, а она, она... Я понимаю: свекровь меня не любит. И не обязана, в общем-то. Но я за кучу лет брака никак не могу к этому привыкнуть. Мне хочется, чтобы в моей семье меня все любили!

— А вот, смотрите, какое объявление! Требуются модели серебряного возраста (50+). Клавдия Анатольевна, обязательно позвоните.

— Да ерунда какая-то. Ну какие модели, Лена, в мои 60?

— Да вы меня худее! И вообще выглядите очень интересно, особенно в бордовом костюмчике. Хотя одежду вам, наверно, предоставят.

— Я понимаю, Майя бы пошла одежду показывать, но не я же.

— Насчет Майи — я против. Это соблазны и запудривание мозгов. А вам уже не запудрят. Давайте я сама позвоню? Видите, тут пишут «Современно, актуально, стильно можно выглядеть всегда, несмотря на годы, диагнозы и лишние килограммы».

— Вот и иди сама!

— Так мне-то не 50! — с сожалением констатировала я. — Давайте наберем, а?

— Ох, ладно, запиши меня на собеседование. Не надо никуда звонить. Видишь, там внизу анкетка.

От открывающихся карьерных перспектив Клавдия Анатольевна сбегает с внучками в спальню.

— Скажите, как удобно, когда есть такая двойная выдвижная кровать, — с нажимом говорю я. — Да ведь? Две сестренки вот так лежат на соседних кроватках.

Майя давно лоббирует новый диван каждому. Но размеры комнаты и кошелька ничего подобного не предусматривают. А уж в свете возможного сокращения Клавдии Анатольевны...

— Нет-нет, такие кровати опасны, — не принимает мою

подачу свекровь. — Каждый должен иметь свое отдельное спальное место, и никак иначе.

— Зато можно посекретничать, поделиться своими проблемами...

— Только Майины придется обсуждать. У меня-то нет никаких проблем, — расстроенно жалуется Данюша. — Всё такое ми-ми-ми.

«И когда она успела нахвататься этого интернет-жаргона? — удивляюсь я, убегая немного поплакать в туалете. — Ведь даже читать не умеет».

Туалет удобен тем, что, во-первых, там всегда есть, во что высморкаться, — туалетная бумага, а во-вторых, это единственное место в доме, которое закрывается. Можно сесть на крышку унитаза и трястись в беззвучных рыданиях, никто слова не скажет. Потому что никто меня не любит и не жалеет. А Дана уже настолько свыклась со своей кошмарной жизнью, что даже не видит в ней ничего особенного. Я утыкаюсь носом в прохладную плитку.

В ванной и туалете у нас сохранилась плитка от прежних хозяев. Они положили ее в 1990-е. Тогда такая вот с голубыми пятнами-брызгами была на пике популярности. Со временем, проведя энное количество совокупных минут, сидя на унитазе, я пришла к выводу, что плитка и впрямь отличная. Она умеет подавать знаки. В смешении пятен периодически чудятся то диковинные звери, то дамы с презрительными гримасами, то нежное облачко, прячущее смеющееся солнце. Практически текст Роршаха, когда человек видит картинки в специальных пятнах на карточках и рассказывает о них врачу. А психиатр потом говорит: «Поздравляю, у вас шизофрения». Поскольку у меня нет психиатрического образования, я трактую туалетные видения ассоциативно. Например, сейчас перед глазами застыли две тетеньки с противным выражением лиц. День не задался.

Хорошо бы, думаю я в состоянии ассоциативного аффекта,

Клавдия Анатольевна пришла в институт и пожаловалась на меня: такая-сякая, кровати детям не купит нормальные, время непонятно на что тратит и еще, мол, возмущается, что ей уборки много. Фифа какая. Не военные годы, как-никак: миксеры, памперсы, горячая вода. А ей Очень умный и авторитетный собеседник в ответ:

— Это в семье из пяти человек, из которых трое детей? Ну-ну.

Свекровь начнет раздувать ноздри:

— Ничего, не надорвется, всего на полставки работает.

— Она еще и работать умудряется, с сыном-грудничком и дочерью-инвалидом?

— Да что вы ее защищаете! Ничего особенного она не делает, бестолковая, ленивая, противная сучка.

— Да у вас невестка — святая! А вы — завистливая мегера.

И тут Очень умный собеседник ка-а-к даст ей в морду. Н-на!

Ненавижу. За всю выливаемую на меня нелюбовь, за вечную чуждость и взгляд свысока. За героические подвиги напоказ, которые требуют благодарности. За то, что не за что ненавидеть, а нужно только кланяться и шептать «спасибо», — ненавижу!

Глава 14

Скоро нас, видимо, ждет большое счастье. Вчера Женька разбил третье блюдце, а разбитая посуда означает приход счастья так же верно, как низко летящие ласточки — дождь... Отправившись усыплять сына, я услышала, как на кухне что-то валится и стучит. Но встать было невозможно — сын как раз начал смагничивать глаза. Пошевелишься — и начинай всё сначала. Поэтому я лежала и скрежетала зубами. Вышла с изрядно обглоданной эмалью и увидела, как Данюша пытается подмести пол. Эффекта ноль, конечно, но сама инициатива убрать последствия раздрая примирила с действительностью. Разбита банка с кофе, спички отлично замочились в кипяченой воде для сосок и так, по мелочи, всё нападало.

— Зачем ты туда полезла?

— Решила учиться готовить, — шепчет Дана.

Сразу ругать ее расхотелось.

— Папа с Женей спят, а ты тут всё крушить. Потом будем готовить, вместе.

Дочь решила стать поваром. О чем заявила мне со всей решительностью, свойственной ее возрасту. Я попыталась предложить ей карьеру эндокринолога, но она с ужасом отказалась. Связать свою жизнь со страшным мучительным миром уколов, белых халатов и детских криков или с аппетитным шкворчанием вкусностей на сковородке? Выбор очевиден не только для трехлетнего ребенка.

— Дан, но как же ты будешь пробовать блюда? — беспокоюсь я. — Повар постоянно это делает.

Дочь хитро улыбается. Кажется, это и есть ее основная цель — пробовать еду, чтобы ее никто за это не ругал. Может, дочка будет придумывать специальные блюда для диабетиков, фантазирую я. В конце концов, на все эти пробы просто можно подколоть некоторое количество инсулина.

Что мы узнали

На праздниках и вечеринках врачи рекомендуют не приносить с собой сумку специальной еды, а питаться тем, что дают, просто уколов побольше инсулина и правильно рассчитывая дозу. Важно научить ребенка уверенно чувствовать себя с любой «общечеловеческой» едой. Вряд ли можно почувствовать себя своим в компании, если постоянно пренебрегаешь общей пищей. Это что-то на уровне базового культурного кода: не преломить хлеб за столом друга равноценно объявлению вражды. Так что лучше диабетику научиться балансисровать между ограничениями, накладываемыми болезнью, и требованиями общества. Это не значит, что надо бросаться поднимать бокал на каждое «ты меня уважаешь?» Но увеличить дозу инсулина в соответствии с большим количеством потребляемых за праздничным столом углеводов вполне возможно. Если приходится сидеть за столом длительное время, стоит проверить сахар крови после окончания еды и при необходимости уколоть еще инсулина.

Вот вчера, например, мы ели большую шоколадку, привезенную папой Лешей из Болгарии. И ничего, дополнительная единица инсулина почти не сказалась на общей картине. Даже Леша не ругался. Хотя, возможно, дело в том, что он просто вернулся, полный новых впечатлений, бессонных ночей и маленьких гостиничных бутылочек с шампунем, упаковочек мыла и зубной пасты. Муж взахлеб рассказывал, что его зовут читать лекции в местном университете, и норовил продемонстрировать все 250 фотографий, сделанных в поездке. Я отнекивалась: Леша любит снимать исторические памятники, а я люблю разглядывать людей. Но вместо крупных репортажных зарисовок заграничных коллег мне предлагают архитектурные редкости. Какое может быть сравнение: чужая личная жизнь или внутреннее убранство храма восемнадцатого века? Конечно, про людей интереснее.

Но мой муж почему-то этого не понимает и продолжает упорно фотографировать всё самое занудное, только изредка радуя меня снимками блюд в какой-нибудь кафешке. Но и блюд теперь совсем немного. После того, как мы завели диабетический дневник, в который каждый день записываем Данино меню, Леша долго ходил нахмуренный. А потом вдруг разразился монологом о необходимости похудания. Он сам решил худеть. Теперь считает калории на специальном электронном калькуляторе диет. Короче, тоже завел себе тетрадочку. Взвешивается по утрам, непременно голышом, а то вдруг лишний грамм получится. Отверг сырочки (из-за Даны) и пиво (из-за калорий). Можно сказать, у нас целое семейство подвижников от кулинарии.

— Елена, добрый день! А где, позвольте осведомиться, ваш муж? — голос Асламзяна в трубке вежлив настолько, что я передергиваю плечами. Не зря говорят, что вежливость — холодная. В больших концентрациях от нее может заболеть горло. Вот как у меня сейчас.

— Дома, — с Асламзяном лучше не говорить лишнего. Он настоящий филолог — любое слово может использовать против вас.

— И что же он делает? Я бы хотел с ним переговорить, если это, конечно, возможно.

— Э-э-э.... Спит. Если что-то срочное, то я разбужу, — раскалываюсь я. Шпиона из меня не выйдет. И партизана тоже.

— Нет, УЖЕ не срочное. Так ему и передайте.

Заспанный муж возник на пороге комнаты.

— Кто звонил?

— Асламзян. Но он говорит, что уже не срочно.

— Мда? Асламзян, Асламзян... Асламзян! Семинар! Я же ему обещал выступить на открытом семинаре. Время?

— 16:00.

Муж обессиленно опускается на стул.

— Что уж теперь... Расслабься и получай удовольствие, — глажу его по волосам. — Ты не специально. Что, человек, приехав из командировки, не может немножко проспать? Он тебе, между прочим, Элегантность ежика сбагрил.

Леша меланхолично опускает голову на Данину ежедневную тетрадку с инсулиновыми записями. Толстая — 96 листов — тетрадь уже подходит к концу. Такими темпами под дневники диабетика надо будет отводить специальную комнату.

В больнице нас учили, что правильно вести дневник очень важно. Потому что только подробные ежедневные записи помогают взять диабет под контроль и добиться компенсации. А компенсация — это такое состояния равновесия организма, когда ты подставил ему вместо ног костыли, и он научился ими пользоваться. Только компенсация поможет надолго отсрочить осложнения, которыми грозит это заболевание. Среди осложнений всякие ужасы: потеря зрения, проблемы с ногами вплоть до полного обезноживания и пр. Тьфу-тьфу-тьфу, даже думать на эту тему страшно. Лучше про дневник. В конце концов, ведение дневника — неотъемлемый атрибут любой барышни. Какая разница, чем испещрены его страницы — любовными виршами или инсулиновыми таблицами?

Что мы узнали

Вообще-то тетрадь полагается разграфлять на семь колонок: СК — сахар крови, болюсный инсулин (инсулин на еду, это короткий или ультракороткий инсулины; в скобках указывайте, сколько единиц

сделали на еду + дозу на снижение сахара крови), время экспозиции — за сколько минут до еды сделали инъекцию инсулина, перекус — это время через два часа после еды, ЦГ — целевая гликемия, или сахар крови, к которому рекомендовал стремиться ваш врач, УК — углеводный коэффициент (сколько инсулина требуется на одну хлебную единицу еды), ФЧИ — индивидуальный фактор чувствительности к инсулину, т. е. на сколько молей понижает сахар крови одна единица болюсного инсулина.

Но у нас всего пять колонок: время измерения, собственно сахар крови, описание еды, которая была дана ребенку, количество хлебных единиц в этой еде и количество введенного инсулина (как болюсного, так и длинного).

Но даже эту сокращенную информацию я просто не успеваю анализировать. Такое количество факторов влияют на результат, что постоянно хочется махнуть рукой и колоть наобум. Только Леша со свойственным ему педантизмом периодически пытается высчитывать коэффициенты и морщится: они вечно не совпадают с предполагаемыми.

— Стоило уехать, как вы опять взялись за свое, — горестно констатирует муж. — Ты посмотри, посмотри, что здесь написано.

— Что такое? Новорапид — 1,5 единицы, овощи с сосиской — 2 ХЕ. А то, что зачеркнуто, это Данюша жаловалась, что не наелась, я ей кусочек хлеба еще дала. И подколола! Целую единицу инсулина подколола.

— Ты не понимаешь, что ли? Если ешь на две единицы и колешь полторы, это совсем не то же самое, что есть на три и колоть две с половиной. Соотношение разное!

— Понимаю всё, — отбиваюсь я. — Но не могу же я ребенка голодным оставить.

— А коэффициент кто будет пересчитывать, Пушкин?

— Женя снимал закаканный, пардон, памперс в кабинете! Рядом с твоей новой белой рубашкой, между прочим.

Леша испуганно кидается к шкафу:

— Ты его отогнала, надеюсь?

— Да. Но тут, согласись, не до коэффициентов.

— Ладно уж. Но в следующий раз считай.

Успокоенный муж все-таки решает сходить на остаток семинара. Я машу ему вслед грязными носками, потому что белого платочка вечно не оказывается под рукой.

А потом произошло то, чего никто не мог предположить. Я заперла сына в спальне, обозвала свекровь дурой и немножко покидалась горшком в стену.

Встретив Клавдию Анатольевну, которая забежала повидаться с сыном (как будто они на кафедре не пересекаются!), я отправилась на кухню. Забросила картошку в бульон, одной рукой помешиваю похлебку, а другой пытаюсь нашарить карандаш под микроволновкой. Хочу составить план покупок. Сейчас не торопясь, со вкусом напишу, потом спокойно пойду в магазин. Детей оставлю на Клавдию Анатольевну — Леши всё равно нет дома, он на семинаре. Просто праздник!

Представив, как Асламзян гордо отворачивается при встрече с Лешей, невольно захихикала. Он такой смешной, когда обижается и высокомерничает. Но позволить себе посмеяться можно только издалека, вот, например, как я сейчас, за пару километров от кафедры. Иначе заморозит и съест без соли. Муж ему, конечно, объяснит, что он нечаянно проспал: перелет, смена часовых поясов. Но Асламзян, держу пари, всё это не примет во внимание. Только процедит: «Вопрос приоритетов, Алексей. Вы ведь самолет в Польшу не проспали? Не проспали. А мой семинар запросто». Надо ему ватрушек напечь с творогом. Тогда он смягчится. Так, вписываем в список: творог, лимон. Осталась ли мука?

— Лена, Лена! — вопль Клавдии Анатольевны выбивает

ложку из моих пальцев.

Бегу в детскую. Свекровь тычет пальцем в Дану:

— Ты видишь? Видишь? Сделай что-нибудь сейчас же. Ты же мать!

— Что случилось? — пытаюсь перекричать я. Ничего такого ужасного в дочери я не вижу. Сидит на кровати. Ревет. Щека немножко фломастером перепачкана.

Клавдия Анатольевна, заламывая руки, носится по детской. Лампа сшиблена со стола, пластиковый стул валяется на диване, под ногами уже что-то хрустит. Как она с таким темпераментом ухитряется преподавать в институте? Почему ее клинит только дома, а на работе она спокойная и собранная?

— Дана, не ори, — топаю я ногой. С кем поведешься, от того и наберешься. Я тоже не образец смирения.

— У нее ноги... Ноги! Не ходят, — остановившись на мгновение, выдает Клавдия Анатольевна. Я с размаху падаю рядом с дочерью.

— Дана. Тебе больно? Почему ты не встаешь?

— Ножки не идут, — вытерев сопли рукавом, отчитывается дочь. — Я встаю, а они прямо ломаются в разных местах и не слушаются.

Поспешно ощупываю конечности. Никаких переломов и вообще повреждений нет. Неужели это осложнения диабета? Не может же быть так быстро.

— Что делать? Вызывай скорую немедленно! — сама себе отвечает Клавдия Анатольевна, наматывающая круги по остаткам разбросанных на полу игрушек.

— Вы что, дура? — рявкаю я.

Бабушка и внучка смотрят на меня, открыв рот. Они очень похожи: круглые рты, как сплюснутая буква «о», встрепанные челки, оторопь в глазах. Впервые за десять лет брака я наругалась на бабушку. Обозвала нехорошим словом!

Швыряю в стену горшок, завершая образ полностью

деградировавшего члена общества. Ох, кажется, в горшке что-то было...

— Никакой скорой. Надо звонить эндокринологу. У меня есть телефон.

Услышав мои шаги, Женя кричит, привлекая внимание. Захлопываю дверь в комнату, чтобы не вырвался.

Эндокринолог не отвечает. Может быть, у него операция. Или он лег спать. Или уехал в Камбоджу. Набираю мужа, вытирая мокрое лицо. Пот? Слезы? Моча из горшка?

— Почему тебя никогда нет дома? — рычу в трубку. — Сколько можно заниматься заочниками? Может, мне верить Парасольник? Может, ты там с Песоцкой, когда мы тут... Мы одни!

— Какая Песоцкая? Какая Парасольник? Что там, черт вас подери?!

— Дана не ходит. У нее ножки... не иду-у-ут. А эндокринолог в Камбодже. А Клавдия Анатольевна здесь. А я... а я...

— Позвони эндокринологу из Москвы, он давал номер, — говорит муж, игнорируя мою неадекватность. Наверное, он святой. С другой стороны, он очень умный, а разве святые бывают умными?

Я роюсь в записной книжке. Телефон Главного у меня, и правда, есть. Но вряд ли он ответит. Мы ведь уже совсем не в его больнице. Да у него таких, как мы, — вся область.

— Здравствуйте, это мама Даны Бороховой, мы у вас недавно лежали, диабет, три года, — тараторю я, пока он не повесил трубку.

— Слушаю, — отвечает глубокий голос, и я перевожу дыхание.

— Сидит, не встает. Ноги, говорит, ломаются и не слушаются.

— ОРЗ, грипп?

— Что?

— Болела ли она в последнее время ОРЗ или гриппом?

— То есть это не последствия? Не осложнения?

— Так быстро они не возникают, кроме того, эти процессы протекают совершенно иначе.

— Было ОРЗ, да-да, — вспоминаю я. — Сопли, температура...

— Такое бывает, пропейте витамин С и В, помассируйте ноги. Всё пройдет. Если что, звоните.

Я продолжаю прижимать трубку к уху, слушая эхо. Как будто расставшись с этим голосом, я потеряю путеводную нить в подземном лабиринте.

Надо выходить из кухни в большой мир, где орет запертый в спальне сын, валяются грязные горшки и рассвирепевшим тигром мечется по комнате свекровь. Почему нельзя просто спуститься из окна по веревке и ненадолго убежать на край света? Где не будет никаких проблем, кроме добычи пропитания и постройки шалаша из подручных материалов?

Глава 15

Вечером позвонила Миляга, спросить, каким успокоительным я пользуюсь. Я сдала с потрохами производителей таблеток и осторожно поинтересовалась, зачем ей эта секретная информация. Виноват во всем оказался Думенко. Даже я знаю, что Миляга к нему неравнодушна, хотя и появляюсь на кафедре раз в год. Но раньше она обходилась своими силами. Неужели он решил ответить ей взаимностью?

Подобное казалось просто невероятным. Вкус у Сергея Геннадьевича совершенно неразвит: он предпочитает длинноногих студенток-блондинок, а Милягу считает женщиной в возрасте, несмотря на то, что ей всего лишь немного за сорок.

Выяснилось, что надежное лекарство требовалось дипломнице Катеньке, как раз длинноногой и светленькой. Чая, которым ее отпаивала Миляга, было совершенно недостаточно, потому что Думенко только что прошелся грязными сапогами по ее мечте поступить в аспирантуру.

— Он говорит: «Вы у меня не в топе, я всерьез вашу кандидатуру и не рассматривал, так, решил дать вам шанс, но вы дура», — рыдала Катенька, так что даже в телефонной трубке было слышно, как она давится слезами. — Зачем он сказал, что меня и не рассматривал? Сказал бы, что я не прошла по конкурсу, и всё. Почему я не в топе?

Я сказала, что мое успокоительное, на самом деле, не так уж помогает, когда сталкиваешься с серьезным стрессом. И вообще, Миляга должна радоваться, что длинноногие блондинки у Думенко уже не в топе, а она ее чаем отпаивает. Почему вокруг меня одни только хорошие люди? На их фоне я чувствую себя злодейкой. Хочется быстренько пойти и прикончить парочку невинных младенцев.

Еще Миляга сказала, что слышала, как Песоцкая

убеждала Асламзяна уйти домой пораньше, мол, она справится сама. Но вместо того, чтобы справляться, полезла в стол лаборанта — рыться в документах. Может быть, она думает, что ее уволят?

Очень хотелось утешить Милягу и сказать ей: конечно, Песоцкую уволят. Но надо быть сильной и смотреть правде в лицо. Поэтому я честно сказала:

— Людмила, как вам сказать... Не могу быть уверенной, но... сомневаюсь. Да, именно так, сомневаюсь.

Когда внутри душемутительно, стоит затеять уборку. Тогда борьба с мутью и злом обретает конкретное воплощение, и результатом становятся не опухшие глаза и наеденные антистрессовыми булочками килограммы, а чистые полы.

Физические упражнения полезны всем, даже диабетикам, размышляла я, глядя, как вода медленно ползет к краю ведра. Хотя исследования не подтвердили, что физкультура улучшает контроль диабета. Зато регулярные физические нагрузки снижают риск сердечно-сосудистых заболеваний, а отсутствие мышечной активности может привести к повышенной инсулинорезистентности, лишнему весу и ухудшению контроля сахара крови. Слава богу, пока у дочки нет с этим проблем: она обожает бегать, лазить, играть в догонялки и прыгать на кровати.

Но что будет дальше, в подростковом возрасте? Вдруг она пойдет в маму и предпочтет валяться с книжкой, а не бегать во дворе?

Что мы узнали

Кстати, с физической нагрузкой у диабетиков всё не так просто. С одной стороны, она повышает всасывание инсулина, позволяет снизить уровень сахара в крови без повышения дозы инсулина. С

другой стороны, заменить инсулин физическими упражнениями нельзя. Если количество инсулина в крови на момент занятий недостаточно, то уровень сахара в крови будет не падать, а повышаться! Кроме того, если диабетик несколько часов активно занимался спортом (танцевал на дискотеке, плавал в море), то через много часов после этого он рискует гипануть. Запасы гликогена печени во время интенсивных тренировок были использованы, и сахар крови может упасть через 6–8 часов, то есть поздним вечером или ночью. Для того чтобы избежать ночной гипогликемии, надо снизить вечернюю дозу инсулина и съесть достаточно плотный ужин, богатый медленными углеводами.

Вот и непонятно, стоит ли поощрять Данюшу заниматься чем-то активным или пусть лучше спокойно рисует и планирует стать поваром.

Мне-то физические нагрузки однозначно полезны. Но почему-то перспектива готовки всё равно радует гораздо больше, чем уборка...

В кабинете меня ждал сюрприз: всё пространство между столом и батареей было заполнено картофельными очистками.

— К-как? — попробовала лизнуть один кусок. Масляный, даже с солью. — Что за бред?

Я растерянно огляделась. Может быть, за шкафом меня подстерегают полчища крыс? Или, как в анекдоте про Золушку: принц осыпал комнату лепестками роз, и ровно в полночь все они превратились в грязные носки?

Майя быстро пробежала в ванную.

— Майя? Ма-а-ай-яа-а-а-а! — кажется, сегодня я все-таки убью одного десятилетнего младенца. Точно! Ребенок вчера весь вечер смотрел сериалы и ел картошку, печеную в мундире. Я в школьные годы прятала в стол обертки от шоколадных батончиков. Отчасти в целях конспирации (тратила на них сэкономленные на завтраках деньги), отчасти из-за лени. И вот: доченька еще ого-го, превзойдет матушку-то. Недаром она родилась в год свиньи. И это заставляет задуматься. У меня ж еще двое. А вдруг и они — недаром? Одна, значит, дракон, а второй, извините за выражение, козел? Или баран. Что тоже не лучше. И я петух, то есть курица-наседка над этакими-то детками квохчу... Ну ее нафиг, эту восточную астрологию!

— Майя, — проникновенно сказала я двери ванной, — это поступок за гранью добра и зла. Это просто... Просто неприлично. Сейчас же убери.

— Не-е-е...

Сил ругаться уже не осталось. Вдруг Клавдию Анатольевну уволят, и Лешу тоже? Тогда на образование детей денег не будет, и безалаберной Майке придется осваивать профессию дворника или уборщицы. Лучше начинать смолоду. Конечно, хорошо бы эти навыки не понадобились, но ведь это не значит, что надо устраивать помойку прямо в кабинете.

— Тряпка и пакет стоят в коридоре, — строгим голосом сказала я ванной двери.

На самом деле, быть здоровой сестрой диабетика тоже бывает непросто. Майка постоянно возмущается, что Дане всё время делают разные поблажки, мама проводит с ней гораздо больше времени. Ей плевать, что самой Дане из этого внимания достается едва ли треть: остальное получает диабет.

— Я не заболею? — с упорством идиота спрашивает моя старшая умная дочь. — Это не заразно?

— Нет, это не заразно.

— У меня тоже болит голова! Почему ты не пугаешься? Почему ты беспокоишься только о Дане? Ты не понимаешь, как трудно быть здоровой!

— Ты что, не понимаешь, как плохо твоей сестре?

— возмущаюсь я.

На пятнадцатый раз повторения этого диалога до меня доходит.

— Я понимаю, что иногда сложно быть тем, кто не болен, — выдыхаю я. — В детстве я просила маму написать мне записку в школу, что я простудилась.

— И она писала? — выглядывает из ванной Майя.

— Иногда.

— Вдруг Данка из-за меня заболела? — вдруг шепчет дверь. — Я говорила: пусть она исчезнет. И она заболела...

— Ты ни при чем! — решительно встряхиваю я тряпкой. — Это генетический сбой.

Вот почему мужа никогда нет дома, когда он нужен? Кстати, почему его нет? Сегодня он должен был прийти к семи. Сейчас полдесятого. Опять куда-то обсуждать проекты подался, бездельник, привычно насупилась я. И замерла, пойманная неожиданной мыслью. Вдруг то, что говорила Настя Парасольник, — правда? И у Леши роман с Песоцкой?

Сажусь на старенький линолеум, спиной ощущая приводящий в чувство холод стены. Я всегда думала, что у меня хорошее воображение, но вообразить Лешу с Песоцкой никак не получается. Например, она подходит к нему в коридоре: шпильки, матовые браслеты, горьковатый запах духов.

— Алексей Семенович, нам надо с вами кое-что обсудить.

— Прямо сейчас? — рассеянно уточняет Леша.

— Именно, — Песоцкая открывает дверь в пустую аудиторию и... Черный экран. Воображение пасует.

Встряхиваю головой, несильно прикладываясь о стену затылком. Хорошо, допустим, все было не так:

Леша останавливает Песоцкую в коридоре.

— Вы мне звонили, Валерия Владимировна?

— Просто Валерия, Алекс, для вас — просто Валерия.

«Алекс?» — удивляюсь я собственному воображению.

Никогда его никто Алексом не называл.

— Пойдемте, здесь нам будет удобнее общаться, — предлагает Песоцкая.

Открывается дверь аудитории... Стоп-кадр. Черный экран. Кино дальше не идет.

Да что за издевательство?

С другой стороны, почему я, в самом деле, привязалась к этому коридору. Конечно, кафедра — гораздо более вероятное место действия. Единственная настольная лампа рассеивает мягкий полумрак, зимой темнеет рано. Песоцкая откладывает в сторону отчеты и потягивается хищной сиамской кошкой.

— Одни мы с вами сегодня засиделись, Алексей, — замечает она. «Почему не Алекс? — опять удивленно спрашиваю я у воображения. — Ведь был же Алекс?» «Ах, отстань, зануда!» — парирует правая половина мозга.

— Да, Валерия, пора по домам, — соглашается муж.

— Вы знаете, я давно поняла: для того, чтобы работа была эффективной, на кафедре должны остаться молодые, полные сил сотрудники. Такие, как мы... — Валерия вешает жакет на спинку покосившегося стула. Леша откидывается на спинку кресла.

— Вы думаете, Валерия...

— Лера. Просто Лера.

Занавес. Кнопка перемотки заела. Я рычу, пиная мусорный пакет, картофельные очистки радостно разлетаются во все стороны.

«Надо действовать разумно, — строго говорю я разошедшемуся воображению. — Вот сейчас позвоним мужу и всё выясним».

Длинные гудки издевательски отдаются в висках. «Не думаешь же ты, что он будет отвечать в разгар свидания? — ехидничает воображение. — Ты еще свекрови позвони».

— «И позвоню». — «Давай-давай, она тут же примчится,

составит тебе компанию».

Оказывается, мое воображение не всегда такое уж бесполезное и изредка выдает вполне здравые мысли. Сейчас я уложу Дану, Майю, Женю, и муж обязательно придет. Уж ко второму ночному измерению сахара точно.

— Мам, а почему ты картошку по коридору разбросала? Можно, я тоже тебе буду помогать? — Дана с предвкушением косится на мусорный пакет.

— Можно. Смети всё на совок.

— Да-а-а-а, как бросать, так тебе, а как смети — так я?

— Пожа-пожа-пожалуйста, — применяю я запрещенный прием.

Данюша вздыхает совершенно по-взрослому и начинает горстями собирать многострадальные очистки.

— Давай еще при этом ходить, как пингвиненок, — спохватываюсь я.

Дочь смотрит на меня страдальческим взглядом. Воображение икает, открыв клюв. Так ему, пусть лучше представляет полезное, пингвинов и медвежат, а не всякие бредовые подробности потенциального адюльтера.

В пингвинов и медвежат нам полагается играть каждый день, но мы постоянно забываем. У диабетиков существует специальная гимнастика для ног, где много всяких упражнений, но Дана бойкотирует даже ее сокращенный вариант — походить на цыпочках, потом на пятках, потом на внутренней стороне стопы, как медвежонок, потом на внешней стороне стопы, как пингвин.

Что мы узнали

Из-за серьезного нарушения обмена веществ у диабетиков могут возникать разные заболевания ног, в том числе так называемая диабетическая стопа. Ноги начинают шелушиться и зудеть, кожа сохнет, ступни начинают терять чувствительность, болеть,

на пятках появляются трещины, деформируются суставы. Со временем могут появиться язвы, которые приводят к некрозу. Любой диабетик знает, что надо быть очень внимательным к своим ступням — носить удобную обувь, беречь от ранок и мозолей, подпиливать ногти на ногах пилочкой, а не обрезать ножницами, чтобы не дай бог не повредить кожу, мазать свои конечности специальным кремом. И, конечно, делать профилактическую гимнастику для ног.

Но знать — одно, а делать — совсем другое. Тем более, что дети-диабетики пока еще имеют здоровые ноги, и специализированный уход им не требуется. Достаточно быть просто внимательным к гигиене и соблюдать изложенные выше правила. Привычка к гимнастике для ног очень желательна, но на этом этапе не является жизненно важной. Поэтому мы то и дело на нее забиваем.

Воображение подкинуло картинку, как мы с Даной косолапим к помойке, держа в каждой руке по мусорному пакету, а Леша с Песоцкой смотрят вслед и синхронно крутят пальцем у виска. «Ладно. Подумаю об этом завтра», — решаю я и иду укладывать детей, так и не превратившихся в пингвинят и медведей.

Глава 16

Вчера муж пришел очень поздно. Я не спросила его, где он был. А он ничего не сказал об этом, как будто так и надо — задерживаться непонятно где до полуночи. Будто в нашей семье совершенно обыденное дело, когда один укладывает детей, собирает мусор и гипнотизирует телефон, а другой — развлекается со стервозными брюнетками. И если первая пара начинается в восемь утра, это еще не значит, что надо делать непонимающе-сонное лицо и целиком засовывать в рот бутерброды.

Психологи говорят, что для налаживания семейной жизни надо проговаривать проблемы, а не обижаться каждый в своем углу, поэтому я твердо решила сразу по возвращению мужа серьезно поговорить. Честно рассказать о своих подозрениях и спросить, как было дело на самом деле. Прошел целый день, закончились пары, и Леша наконец-то вернулся домой.

Я хорошо подготовилась к разговору: выпила успокоительного, убрала из зоны видимости тяжелые сковородки и отправила детей смотреть мультики. А вот Леша совершенно не подготовился: он сразу бросил на пол папку и злобно расшнуровывал ботинки на протяжении десяти минут.

— Что случилось? — поддаваясь вразумляющему действию успокоительного, спросила я.

— Министр образования решила делать неожиданные проверочные посещения подведомственных вузов. И в наш тоже приехала, — мрачно пояснил Леша. — А у меня на лица память плохая. Особенно на министерские. Стою я у охранников, пропуск хочу подклеить. Приехала какая-то тетка и кричит:

— Открывайте ворота, мы приехали!

— Кто мы?

— Ты что, совсем? Не узнаешь?

— Нет, не узнаю, — твердо ответил охранник. И на меня смотрит. А я тоже не узнаю.

— Совсем дебилоиды какие-то. Я министр образования. Открывай!

— Так любой подъедет на машине и скажет, что он министр. Документ давайте.

— Ты что, на сайт ни разу не заходил?

— Заходил, — с достоинством парировал охранник. — Там с длинными светлыми волосами тетенька. А у вас жгуче-рыжие. И стрижка короткая.

— За что мне всё это? — министр яростно бибикнула.

— Да я тебя сегодня же уволю. Ты что, не понимаешь: женщины могут подстричься. Покраситься.

Тут я вышел и говорю, что как раз сайтом и занимаюсь и знаю, что никаких министерских визитов на сегодня запланировано не было.

— А ты кто такой?

— Преподаватель, — говорю. — Алексей Семенович Борохов.

Тут на крыльцо Асламзян выбежал.

— Пропустите, пропустите. Это министр.

Ну, она на меня посмотрела и сказала, мол, сегодня такие преподаватели, что министров не узнают, на работе не задерживаются. Охранников уже в месячный отпуск без содержания отправили, пока всё не утрясется.

— Подожди, ты хочешь сказать, что тебя уволят? Вот так, из-за дурного поведения министра? Так только в книжках бывает!

— Это ты только книжки читаешь! Вокруг реальная жизнь, и она не сахар! — взорвался муж.

Медленно опускаюсь на диван. Нищета, жить на одну Данину пенсию впятером, занимать у мамы без надежды когда-нибудь отдать, штопать рваные колготки и... И мне не было страшно. Не потому, что всё это казалось нереальным.

Я очень хорошо понимала, как может быть трудно. И готова была заставить министра облысеть окончательно. Но страшно не было. Планов тоже не было, в голове стало легко и бездумно.

— Знаешь что? Тебя ведь еще не уволили? Пойдем в парк!

— Ты что, рехнулась?

— Я окончательно расстроюсь, когда буду держать в руках твою трудовую, а сейчас — в парк. Кататься с горки. Качели. Мячик возьмем. Велосипед.

— Лучше ролики. На велосипеде руль сломан.

— Ролики так ролики, — легко согласилась я.

Иногда на подножки судьбы хочется ответить чем-то совершенно неожиданным. Не рыдать, не проклинать, не стискивать зубы до скрипа, а пройтись колесом: «Оц тоц первертоц, бабушка здорова!» Сунуть этой даме в офисном костюме — судьбе — кукиш под самый нос, радостно отмечая, как кривится ее строгое лицо. «Оц, тоц, первертоц, кушает компот!»

В такие моменты я даже понимаю родителей, которые, узнав о диабете, начинают лечить своих детей самыми идиотскими альтернативными способами, отрицая необратимость диагноза, собственную пошатнувшуюся жизнь и все доводы разума. Вопреки всему. Не одобряю ни в коем случае, но понимаю, какой кульбит может совершить психика. Вот как мама из Ярославля, врач-педиатр по профессии, решила лечить сына с помощью восточной медицины. Узнав о поставленном диагнозе — сахарный диабет первого типа, — она выбросила инсулин и лечила ребенка массажем и дыхательной гимнастикой. Сын умер через несколько дней от кетоацидозной комы.

Что мы узнали

Постоянно находятся люди, которые считают инсулин наркотиком и пытаются как можно скорее «слезть» с него, заменяя заместительную терапию чем угодно — молитвой, фитотерапией, волшебными таблетками, йогой, диетой. И они даже дают результаты в самом начале диабета, когда 10–20 % бета-клеток поджелудочной железы, вырабатывающих инсулин, еще работают. Все эти методы сами по себе, может, и неплохи, но только как приложение к системе инсулинового лечения. Отказ от инсулина в итоге провоцирует поджелудочную железу увеличить выработку нужного вещества, и она полностью теряет работоспособность. А перестроиться и перейти на инсулин доморощенные лекари уже не успевают — по причине отсутствия пациента на этом свете.

Так что шутить с судьбой лучше на более безопасном поле. Например, катаясь в парке на роликах. Или предлагая свекрови-пенсионерке карьеру модели.

Вчера Клавдия Анатольевна прогуляла пару и сходила сразу на два собеседования по работе: пробовалась одновременно в гувернантки и в модели. Оказалось, гувернанткой стать куда тяжелее. Хотя у свекрови в наличии и высшее образование, и опыт работы с детьми. Но здесь подвело здоровье.

— Я им в «Заботе» говорю: возрастные сотрудники справляются с такой работой гораздо лучше молодых. Они спокойные, они не думают о самореализации, не выходят в декрет, они добросовестны, исполнительны, аккуратны. Кроме того, из-за отсутствия маленьких детей реже сидят на бюллетене, не стремятся к карьерному росту, что избавляет компании от кадровой текучки и интриг в коллективе.

А они спрашивают: санитарная книжка у вас есть? Я

говорю, нет, и они глаза закатили прямо, будто я без штанов на собеседование пришла. А чем вы болели? Почки говорю, болели, еще вены тоже не очень. Они сразу: вы нам не подходите! И так на меня посмотрели, будто я нищая побирушка, — возмущалась Клавдия Анатольевна.

— Может, это к лучшему, — утешала я. — Я имею в виду, с такими работать — только нервы мотать.

Все-таки быть гувернанткой — это работать в услужении. А Клавдия Анатольевна никогда не смогла бы быть прислугой, она привыкла командовать, а не подчиняться, тем более в вопросах воспитания.

— Чем за три копейки нянькать чужих детей, лучше буду родными внуками заниматься, — согласилась Клавдия Анатольевна.

Я поежилась и поспешила перевести разговор на более безопасную тему:

— А как вы на кастинг моделей сходили?

— Там было интересно, — оживилась свекровь. — Столько мужчин — и все на подиуме.

Никогда бы не подумала, что моя свекровь-пенсионерка — такая кокетка. Все-таки шоу-бизнес очень меняет людей, из любого может сделать легкомысленную свистушку. А у пенсионеров, видимо, ниже устойчивость к соблазнам, и его растлевающее влияние очевидно уже через несколько часов. Может быть, правы были те, кто не взял Клавдию Анатольевну в гувернантки?

Больше всего ей понравился некий Евгений, в прошлом капитан дальнего плавания, а ныне теннисист и модель.

— Он просто за компанию пошел посмотреть, интересно же. И вот уже третий показ. Говорит, это такой адреналин, не хуже, чем на яхте, — хихикала Клавдия Анатольевна.

— Там что, одни мужчины были? — сурово спрашиваю я. Кто-то в семье должен быть оплотом нравственности. Придется взять эту нелегкую роль на себя.

— Почему же? Вот семейная пара была одна. Четверо внуков у них, предприниматели какие-то, на днях сорок лет семейной жизни справили. А один пришел вместе с дочкой-дауненком. Знакомства там завести нужные, посмотреть изнутри, что это за бизнес, девочка у него в разных театральных проектах участвует, показах. А еще такая классная была дама. Говорит: вы преподаватель? Я отвечаю: да. А она: а я студентка! При этом ей никак не меньше пятидесяти!

Оказывается, Мария Андреевна работала преподавателем истории в одном из петербургских вузов, одновременно подрабатывала гидом. Студенты ее где-то раскопали, что в Греции требуются квалифицированные экскурсоводы со знанием русского языка, уговорили отправить резюме. Ее охотно взяли. Однако гид — работа сезонная. Чтобы оставаться в Греции продолжительное время, требуется либо замуж за грека выйти, либо студенткой местного вуза стать. Она выбрала последнее.

— Маша сказала, что занятие языками в нашем возрасте — хорошая профилактика против болезни Альцгеймера. Надо тоже заняться английским, — перешла на знакомый деловой тон свекровь. — Один грек ей предложил уже и замуж выйти, но, думаю, она не согласится. И правильно сделает. Только этой канители ей не хватало, когда вокруг такая интересная жизнь.

А может, и зря не взяли Клавдию Анатольевну в «Заботу». У нее тоже очень интересная жизнь и богатый опыт: и про 50-летнюю студентку узнала, и про девочку с синдромом Дауна, и чем отставной капитан на досуге занимается.

В любом случае, когда свекровь ушла, я облегченно выдохнула. Почему так? Ведь она и помогает, и новости рассказывает, а уйдет — будто плиту железную со спины подняли. Она ведь в этот раз даже шпильками меня не колола и не пыталась на путь истинный наставить. Может, она энергетический вампир?

Подозрения в вампиризме оказались очень опасны — они распространялись по квартире со скоростью воздушно-капельной эпидемии.

Майка вошла на кухню и заявила:

— Люблю вампиров!

— Угу, — пробормотала я, пытаясь достать картошку из духовки и не обжечь никого из тех, кто пытался с головой влезть в духовку.

— Вот ты думаешь, они хотят сосать кровь? Нет! Просто иначе они не могут выжить! — с жаром убеждала дочь. — И дьяволов я тоже люблю.

— Та-а-ак.

Я плюхнула противень на плиту. Всё понимаю насчет готической романтики. Но вот с любовью к дьяволу не шутят.

— На уровне сказки симпатичные вампиры — понятно, но говорить, что любишь дьявола, — не стоит. Не надо шутить с душой. Брякнешь, а потом черт его знает, что может случиться.

Я не ортодокс и не особо воцерковленная особа. К тому же прочитала все тома Стефани Майер про любовь вампира к человеку. Но одно дело Майер, а другое дело — моя дочь. Вдруг она увлечется сатанизмом?

— Вы все не понимаете! И я вам не верю! — отрезала дочь, утаскивая кусок картошки с противня.

После двух тарелок картошки вроде бы сошлись на том, что вампиры пусть живут как хотят, мы им сочувствуем, а вот дьявол пусть идет лесом.

В это время Дана прибежала от компа, где всё это время смотрела мультики.

— Мам, я хочу быть святой!

— Чего-о?

— Святой, как Георгий храбрый. Он победил змею, и у него были ножки в серебре, а волосы в золоте. Как стать святой?

— Вы что, издеваетесь?

— Ты же сама мне мультики «Самоцветы» поставила? — удивляется отсутствию энтузиазма с моей стороны Дана. — Мне больше всего про Георгия Храброго понравилось. Он такой краси-и-ивый, у него над головой кружочек светится.

К концу противня решили, что стать святым трудно, судьба у них несчастная — от хорошей жизни руки серебром не покрываются, поэтому будем жить как жили. Разве что купим серебристый лак для ногтей и постараемся поменьше капризничать.

На Женю картошки уже не хватило. Слава богу, он еще маленький для всех этих сакральных заморочек и может обойтись овощным пюре из баночки. Все остальные члены нашей семьи нежно любят картошку и без противня этого поджаристого аргумента мне вряд ли удалось бы примирить юных богословов.

Я продолжаю регулярно готовить блюда из картофеля, хотя диабетикам они не так уж полезны.

Что мы узнали

Углеводы из картофельного пюре, например, всасываются так же быстро, как чистая глюкоза. Это может дать быстрый подъем сахара крови после еды, а через два-три часа привести к гипогликемии, потому что все углеводы из пюре быстро абсорбируются. Если употреблять жареный картофель, то глюкоза будет всасываться медленнее, а уж глюкоза из чипсов всасывается буквально с черепашьей скоростью. Перед готовкой картошку рекомендуют замачивать на 10–11 часов, чтобы уменьшить в ней количество крахмала. Вообще диабетику следует есть не более 200 граммов картошки, и то не каждый день. Для нас это не составляет труда: Дана с

одинаковым удовольствием употребляет кабачки, баклажаны, тыкву. Труднее не округлять порцию до требуемого количества ХЕ. Например, я кладу Дане две картофелины — 150 граммов. Смотрю таблицу хлебных единиц: отварной картофель 1 ХЕ = 65 г. Получается, что в нашей порции 150 : 65 = 2,3 ХЕ. Здесь очень важно не откидывать эти получившиеся «хвостики», округляя до целого значения. Если к 2,3 ХЕ картошки прибавить еще 0,2 ХЕ салата из огурцов и помидоров, получится 2,5 ХЕ. Если пренебрегать маленькими порциями, то можно легко ошибиться в итоговом подсчете углеводов на 0,5, а то и на 1 ХЕ. Любая ошибка всего в 0,5 единицы ведет к сильному раскачиванию весов гликемии. У нас одна единица инсулина роняет сахар примерно на 8–9 ммоль/л. Это чудовищно много. Вычислить свою чувствительность к инсулину можно опытным путем: вкалываешь на высоких сахарах 1 единицу и ждешь, до каких степеней опустится уровень сахара. Кстати, этот показатель меняется, так что проверять его нужно регулярно.

Телефон — величайшее изобретение человечества. Не представляю, как можно было выживать, не имея под рукой возможности заорать: «Ты где? Всё в порядке? Ты меня любишь? Быстро купи хлеба и растительного масла!»

— Леша, когда домой придешь?

— Не знаю, мне рубашку никак не отдадут.

— Какую рубашку?

— Да там надо переснять какой-то видеофрагмент для сайта — посвящение в студенты. А в белой рубашке сегодня только я пришел. Операторы ее с меня сняли, как отснимут сюжет — отдадут.

— А ты что там, голый сидишь?

— Не, я зачет принимаю, — хихикает муж.

Непонятно, как связана одежда с данным мероприятием. Он не имеет права быть «при исполнении» неглиже и косвенно дает мне понять, что выглядит более-менее прилично? А почему косвенно? Вроде на дворе не 1930-е годы?

— Здравствуйте, проходите. Тяните билеты.

На заднем фоне слышно невнятное меканье студентов.

— Нет-нет, не обращайте внимания. Это с меня деканат последнюю рубашку снял. Наша служба и опасна, и трудна. А главное — затратна.

Это точно — затратна, вздохнула я, судорожно вспоминая, надел ли муж утром приличную новую майку или свое любимое заношенное старье. Если бы старье, рубашку бы не отдал. И у него же еще безрукавка есть!

С другой стороны, если бы его собирались со дня на день уволить, то, наверно, не одалживали бы одежду?

— Там Песоцкой поблизости нет? — осторожно уточняю я.

— Нет вроде. А почему ты спрашиваешь? — удивляется муж. Он думает, я забыла про его приход за полночь. Или считает, раз у меня на руках ребенок-инвалид, я от него никуда не денусь? Или в преддверии вероятного увольнения всё остальное стало для него неважным? Ведь для мужчин карьера очень-очень важная вещь. А тут еще происки Асламзяна...

— Ладно, пока, не простудись!

Муж согласно бурчит, отвечать развернуто и членораздельно он не хочет: вокруг целая толпа юных девушек, обладающих большим природным любопытством и здоровым слухом.

Вот что значит — ориентироваться на правильные модели поведения. На днях мама рассказывала, как жена губернатора области использует свой административный ресурс — статус жены.

— Не на прием же мне к нему записываться, чтобы проблемы инвалидов обсудить, — жаловалась жена.

— А дома? — подсказывали журналисты. — Дома можно поговорить.

— У нас жесткий запрет на разговоры о работе. В семье — только о домашних делах.

— Как строго у вас... — удивилась мама.

— Но я тут как-то подкралась, когда он чистил зубы, и быстренько ему идеи проекта изложила. Он слушает, а сказать ничего не может — зубы-то в пасте. Но всё равно вы уж мои идеи подробно изложите. Он вашу газету от корки до корки читает. Пусть хоть оттуда узнает о состоянии дел.

Так что мы с женой губернатора успешно решаем возложенные на нас задачи, не обращая внимания на неадекватное поведение мужей.

Интересно, как она реагирует на измены мужа? Звонит ли во время совещаний с вопросом «ты меня любишь?» И если да, то что ей отвечает губернатор? «Этот вопрос вплоть до настоящего момента решался в положительном ключе»?

Я решительно нажимаю «перезвонить».

— Скажи честно, ты изменял мне с Песоцкой? — выпаливаю я.

— Л-лена?

Перевожу глаза на экран телефона. Вместо абонента «муж» мой телефон набрал «свекровь».

— Извините, ошиблась номером.

Почему все-таки нельзя быстро переместиться на край света? Иногда это бывает жизненно необходимо. На краю света телефоны наверняка не работают. Я быстро отключаю мобильный, борясь с желанием спустить его в унитаз. Во-первых, если мы вот-вот окажемся на грани нищеты, то его можно продать. А во-вторых, это всё равно не поможет — свекровь просто прибежит разбираться лично.

Глава 17

Шопинг — универсальное лекарство от всех женских невзгод. Просто надо правильно выбрать объект покупки. Если хочется почувствовать себя красивой, задержитесь рядом с распродажей платьев, если мечтаете кого-то убить — обновите ассортимент хозяйственных ножей и препаратов против моли, а если мечтаете сбежать от суровой действительности, вам поможет книжный или продуктовый.

Что мы узнали

Вдохновляющий шопинг — шопинг в лавке чудес, новейших достижений современной науки в области диабета. Здесь и безукольное измерение сахара, и спрей-инсулин, и поджелудочная железа, подготовленная для пересадки. Вот, например, сахарометр, созданный учеными из Гонконга. Он помогает определить уровень сахара крови без прокалывания пальца или других частей тела. Прибор размером с мобильник определяет частоту волн, излучаемых различными молекулами в крови. По длине волны устройство выявляет молекулы глюкозы и выдает результат через десять секунд. Точность прибора составляет 85 %.

Американский химик придумал доставлять инсулин в организм не с помощью уколов, а с помощью жвачки. Правда, с момента открытия прошло уже несколько лет, а инсулиновая жвачка на прилавках так и не появилась. Не прошла клинические испытания? Зарезана инсулиновыми корпорациями? Исследуется возможность вводить инсулин в виде спрея, но, во-первых, инсулина при этом требуется в двадцать раз больше, чем при уколах. Во-вторых, возникает побочка, в-третьих, что делать при

ТОНЯ ТРЕТЬЯКОВА

заложенности носа? Вводить инсулин в сопли?

Еще не прекращаются попытки трансплантировать либо полностью поджелудочную железу, либо хотя бы островки Лангерганса. Но даже при полном успехе этих операций (а об этом пока приходится только мечтать) донорских органов в тысячи раз меньше, чем диабетиков, так что массовым этот метод не будет никогда.

А вот искусственная поджелудочная железа вполне может быть доступна для всех. Ученые разрабатывают автономные системы управления, имитирующие здоровую поджелудочную железу. Это прибор в виде тонкого бинта-пластыря, который работает, как насос, и обеспечивает подачу нужных диабетику препаратов.

Единственный минус подобного шопинга — полная его виртуальность. Все эти теоретические возможности, вероятно, станут доступны рядовому не очень богатому потребителю типа нас, но только когда-нибудь нескоро. Если хочется приобрести не надежды, а что-то более осязаемое, стоит отправиться на рынок. Тем более, коляска с сыном — бонус: семейная грузоподъемность возрастала до сетки картошки, вилка капусты и дополнительных излишеств.

Дане был обещан внеплановый огурец, и она бодро месила грязь, цепляясь за колясную сумку. На капусте, картошке, пачке зеленого чая и пакете леденцов с настоящим фруктовым соком я почувствовала, что жизнь становится вполне сносной, предсказуемой, входит в привычную колею. Не обязательно сбегать на необитаемый остров, можно просто запереться на кухне, потому что...

— Ой, мама, смотри, мальчик в совсем плохой курточке ходит.

Смотрю. Обычно мы стараемся не замечать таких детей.

Кстати, их в последнее время и впрямь почти не видно. Приютские? Беспризорные? Уличные? В них ощущается опасность и наглость. Они сами — ужасная опасность безопасному уютному мирку, в который мы закукливаемся каждый день. Одна из «опасностей» ловко вытаскивает из чужой сумки дорогую нарезку копченостей, обливает меня презрительным взглядом. Я смотрю, открыв рот. Что делать? Кричать «держи вора»? Но ведь это только еда, продукты, вряд ли у мужика последние, а детям нужнее. Наверное.

— Мам, смотри, как он умеет. А я? Я так смогу? — дергает меня за рукав Дана, восхищенно следя за лавирующим между покупателями воришкой.

А ведь такое может случиться с каждым, внезапно понимаю я. С каждым может случиться всё: диабет, пожар, потеря кормильца, чужая мясная нарезка...

— Подожди, мальчик! Подожди, эй!

Быстрый взгляд через плечо. Он точно знает, что окликнули его, но вот стоит ли откликаться, еще не решил.

— У нас тут картошка есть. И леденцы, — растерянно бормочу я.

— Негусто, тетенька, у тебя, — одна фигурка в извазюканной куртке моментально оказывается рядом и с удивившей меня легкостью подхватывает сетку. А другая... Девочка, внезапно я поняла, что это девочка, сует руку в пакет, чтобы кинуть одну конфету Женьке.

— Пока! — кричит общительная Данка, и девочка подмигивает ей на прощанье.

Стыдно, что у меня с собой так мало денег и продуктов. Стыдно, что я рада этому: возьми я из дома больше, отдала бы всё, а нам-то как жить до зарплаты? Стыдно, что я рада: это не мои дети. Мои — со мной. У них чистые вещи и уже не торчат капельницы из вен. У меня всё хорошо, думаю я. Очень хорошо. Сын улыбается, размазывая по щекам липкий леденцовый сироп, и меня накрывает.

Страховка порвана, летишь в пропасть. Жизнь кажется невероятно прекрасной, драгоценной, нужной, и в то же время близость конца — не вопрос будущего. Финал — на расстоянии вытянутой руки.

«Чую с гибельным восторгом: пропадаю, пропадаю...» Упрашивать коней уже нет времени — промедление невозможно, и, как ни хотелось бы задержаться на краю, побалансировать на грани, ощущая под ногами остроту лезвия, это не в твоих силах. Ты уже падаешь. Летишь. И безумно хочешь жить.

Ведь именно сейчас ты ощущаешь красоту бытия так отчаянно — всеми известными пятью и дополнительными неизвестно сколькими чувствами тоже. Телом, душой, духом. Но понимаешь: умрешь молодым. Вот-вот умрешь, остался крошечный отрезочек — и всё.

А сколько не успел. Сколько бездарно растратил. Не помог. Не увидел. Поленился.

Ты не слышишь удара о камни, слух отключается первым. Потом зрение. Потом боль. И только вкус гранитной крошки на губах, который почему-то кажется сладким, покидает тебя последним. Умирать не страшно. Это даже приятно — мука ужаса, неопределенности и надежды наконец-то уходит. Медленно открываешь глаза. Всё.

А потом начинается новое. Ты делаешь шаг и ощупываешь голову, еще помнящую жуть падения, но там нет и следа раны. Новая жизнь кажется бесконечной по сравнению с теми предсмертными минутами, которые хотелось растянуть на сутки. Мир огромен и бессистемен. Как выстроить свои границы в этом хаосе? Куда идти? Что делать?

Ответы на эти вопросы впереди, а пока ты, как все новорожденные, просто глотаешь непривычный воздух нового мира и плачешь.

— Мам, на, — Дана протягивает мне носовой платочек, а Женька пытается всунуть в рот обмуслякованный огрызок леденца.

Я сижу на скамейке, прижимая к себе детей. Кто-то (я? Дана? добрый самаритянин?) развернул коляску и поставил ее на стопор. Сжимаю руку дочери — она очень горячая и чуть-чуть сухая, как кожа ящерицы, пригревшейся на солнце.

Будь со мной, веди сквозь время, не дай утонуть в пучине истины. Только твоя рука, маленькие пять пальцев, могут вытянуть на сушу. Суши той — маленький плавучий островок в океане. Подо мной — бездна. Надо мной — пропасть. И только маленькая детская ладошка удерживает на скользкой грани.

Когда нахлестывает волна, расходятся тучи неведенья, нет смысла и вокруг только беспощадный свет отчаянья. Когда всё это требует броситься в пропасть — не отпускай меня, веди по тонкой грани реальности. Дай ощутить тепло. Закрой глаза ладонями, помоги снова поверить в непоколебимую землю под ногами и дорогу, ведущую вперед. Тогда пересохшие губы шевельнутся: верую, Господи. Конечно, верую. Что мне еще остается?

Доходим домой в странном трансе. Не плачем, не капризничаем, покорно затаскиваем коляску в подъезд, моем руки. Едим суп.

Балансируем на грани: лица детей, почему-то между ними то и дело мерещится девочка в замурзанной куртке, сменяются волнами безразличного отчаяния. Когда куртка внезапно сменяется лицом Клавдии Анатольевны, я даже не поворачиваю головы. Наверно, производители маленьких успокоительных таблеток мечтали именно о такой реакции на свой препарат. Но добиться эффекта удалось не многомиллионной фармацевтической компании, а двум маленьким беспризорникам.

— Добрый день. Суп будете? — спокойно осведомляюсь я.

— Спасибо, — кивает свекровь. — Ты какая-то странная.

Ничего не болит? Может, у тебя температура?..

«С бредом» она не сказала, но слова повисли в воздухе.

— Со мной всё в порядке, — утешила я, наливая полную тарелку.

В прихожей заскрипел стул, и я обернулась к буфету за второй. Леша тоже старается хотя бы раз в день есть суп.

— Папа, папа!

— Сын, ты в своем уме?

— Папа, что ты принес?

— Что это за странные истории с Песоцкой?

— Можно я уже буду кушать?

Ложки, хлеб, солонка с перечницей. Ее нам подарили давным-давно, на свадьбу: два лебедя, больше смахивающих на перепивших гусей.

— Лена, поверь, я прекрасно знаю своего сына и эту суку, простите, Валерию Владимировну. Разумеется, между ними ничего нет. Каким идиотом надо быть, чтобы променять тебя на эту размалеванную профурсетку? Сын! Что ты молчишь?

Я с вежливой улыбкой перевожу взгляд на мужа. Глупо расстраиваться из-за какой-то измены, была она или нет. Для пропасти подо мной и бездны сверху такая ерунда не имеет значения. Странно, что еще несколько часов я переживала по этому поводу.

— Вы тут с ума все съехали, что ли? В деканате последнюю рубашку снимают, министр гайки закручивает, приходишь домой, надеясь получить хоть немного покоя, а вы тут с какими-то идиотскими вопросами. Задолбали!

— Ешь суп, — спокойно говорю я. — Это не имеет значения.

— Не имеет значения? Как же! Министр им не имеет значения. Вот выпрут меня завтра, и куда? Дворником идти?

Муж ожесточенно сыплет в тарелку перец и соль. Сомневаюсь, что после этого суп останется съедобным. Спокойно наливаю новую порцию.

— Тебе русским языком говорят: объяснись по поводу Песоцкой. Причем тут министр? Или ты переспал с министром?

— Чур меня! — меняется в лице Леша и торопливо заглатывает ложку супа. — Тьфу!

Ставлю перед ним вторую тарелку. Он торопливо заедает приправы хлебом.

— У тебя жена — золото. Я бы уже убила за твою бестолковость!

Все-таки моя свекровь очень умная женщина. И меня в глубине души ценит. Надо поставить чайник — чай она предпочитает обжигающе горячий.

К окончанию второй кружки домашние выяснили, что измены не было, а был Асламзян, который заставил мужа доделывать с ним грант до глубокой ночи.

— Боится, что меня выпрут, не хочет один возиться, — пояснил Леша.

Свекровь качала головой и нервно кусала крекер. Если бы не бездна, этим смешным разборкам можно было бы только умиляться. Я была спокойна, но что-то все-таки проникло сквозь броню, будто по стеклу скафандра пошли мелкие трещинки, будто что-то потянуло обратно — из пропасти на твердую землю обыденности. Будто не ты только что готов был умереть и понимал, как мало значит твоя смерть для мира. Хотелось со всего маху плюхнуться в болото быта и размазать немного болотной жижи по макушке — для надежности.

Я с удовольствием отхлебнула горячего чая. Пожалуй, не зря Клавдия Анатольевна пьет именно такой — обжигающий, одним глотком возвращающий к жизни.

— Идите-ка вы в парк, погуляйте, — настойчиво предлагает свекровь. Она верит в благотворное влияние свежего воздуха на семейное благополучие.

Но улица не пошла нам на пользу: мы столкнулись с

Сергеем Геннадьевичем Думенко. Встретить Думенко — не то чтобы плохая примета, просто они с Лешей сразу начинают выяснять, кто круче. От этого страдают зеленые насаждения и нервная организация окружающих. Вот и сейчас они тоже начали упражняться в остроумии, постепенно переходя на личности.

— Не зря Людка тебе ноль влепила по независимой рецензии.

— Не Людка, а ты!

— Я честную тройку поставил, больше-то не за что. Ссылки на неполное собрание сочинений, выложенное в интернете. Ха! Я Лерке сказал: за что ты ему, ленивцу, пятерку пишешь? А она — новаторская тема, новаторская тема...

— Песоцкая поставила ему пять, ты три, а Миляга — ноль? — вмешиваюсь в разговор я. — За что?

— С голоду никому умирать не хочется, если ее сократят, кто мать кормить будет? У нее больше никого нет. Мозг-то включи.

«Если мышь загнать в угол, то она становится опасным бешеным зверем», — приходит неожиданная мысль. Я не хочу верить, что Думенко прав: милейшая Миляга плетет против нас интриги, а противная Песоцкая поддерживает моего мужа как научную единицу.

— Вон! — рявкает Леша.

— Не ори, лопнешь. Это тебе не с министром общаться.

Леша меняется в лице, с багрово-красного переходя на бледно-лиловый, и явно хочет запустить чем-то в спину удаляющегося коллеги.

— Эй, ты что? Успокойся, ну его. Смотри, Женя уже плачет, у Даны сахар падает.

Наконец, муж переводит яростный дух и начинает трясти коляску с сыном.

— Чтоб этого Думенко вздребезнуло и сопритюкнуло! — шиплю я. Очерчиваю ногой круг — символическое лицо с противными гладкими щеками — и яростно топчу его каблуком: так тебе, так!

Почему я не сержусь на Милягу? Рассердиться — признать правоту обвинения. А я так не хочу, чтобы оно оказалось правдой. Хотя зачем Думенко врать? А просто потому, что он гад и вредитель революции. Н-на тебе каблуком в морду, тварь!

— Мам, — осторожно дергает меня за рукав Дана. Во время взрослых ссор она предусмотрительно пряталась за коляску с Женькой, чтобы взрослое раздражение не выплеснулось по неправильному адресу.

— Да? — рявкаю я.

— Там Кирилл... Я пойду к нему!

Я разворачиваюсь и стравливаю пар, как ретро-паровоз из просмотренного вчера мультфильма. Кирилл — это хорошо. Значит, можно не бояться каждую секунду сорваться на невиноватую дочь.

Нарочито медленно двигаюсь следом. Киваю мальчику, раскланиваюсь с мамой.

— Как ваши дела? Удачно, что мы тут встретились. Это ваш младший?

Демонстрирую спящего Женю и фыркающего мужа.

— Не обращайте внимания, немного поспорили. Проблемы на работе.

— Ох, у нас тоже сейчас все не гладко, — сочувственно признается Наташа. — То переезды, то увольнения, компания другому собственнику переходит. Хорошо еще Кир у меня самостоятельный, а то просто не знала бы, что...

— Ваш Кир просто золото! — с прорвавшейся завистью говорю я. — У него и высоких сахаров, поди, не бывает совсем.

— Высоких — нет, зато у нас проблема с низкими.

— Конфеты, небось, с кухни не ворует, — продолжаю бурчать я.

— Да он вообще сладкого практически не ест: булочки,

пироги, варенье, конфеты, шоколад — это всё не про нас. Накормить его — моя главная проблема.

— Да ладно? — поражаюсь я. Неужели есть люди, которые не чувствуют себя постоянно голодными, не мечтают съесть полторта, запить соком и заполировать жареной картошкой? Нет, теоретически я понимаю, что такие индивидуумы существуют, но чтоб вот прямо рядом со мной...

— Кир не едок, пропитание нас совершенно не интересует, то ли дело лазилки-крутилки-бегалки, беготня с мальчишками, Лего, пластилин, постоянное броуновское движение, — смеется Наташа. — Чтобы ребенок сказал: мама, я хочу кушать — это надо очень сильно постараться.

— Везет же людям... И что вы вообще едите?

— Каши, пюре, рагу — все жидкое не воспринимаем, считаем чем-то слишком вязким и неудобоваримым, сразу в помойку, — присаживаясь на лавочку, обстоятельно поясняет кириллова мама. — Нам бы что попроще и крупными кусками: гречка как она есть, можно чуток кетчупа капнуть, отварная картошка. Овощи Кир любит, я к каждому приему пищи ему нарезаю тарелочку: перчик, огурчик, морковка, наша страсть — пекинская капуста.

— Капусту Дана тоже любит, — оживляюсь я.

— Он всегда эти овощи в первую очередь сгрызает, я ему кричу: сынок, ты сейчас набьешь желудок овощами, а потом не влезет котлетка!

«Эх. За что вот ей, простой русской женщине, такое счастье? — думаю я, размазывая подошвой схематическое изображение Думенко. — А с другой стороны, Кирилл с Даной подружился, учит ее хорошему. Нам вот тоже счастье перепало, в общем-то, ни за что. Пусть уж будет».

Глава 18

На фоне семейных неурядиц диабет побледнел и выцвел, превратившись в привычный фон. Даже собрание родителей-диабетиков, которое проводили приезжие психологи, уже не казалось мне выдающимся событием. Мне, конечно, хотелось посмотреть на других родителей диабетиков. Оказывается, в нашем маленьком городе есть еще двадцать человек, которые в одном кармане всегда носят глюкометр, а в другом — конфеты. Но всё это не было чем-то потрясающим основы бытия. Куда им до Думенко!

Увидев вокруг людей с сенсорами и помпами, я вдруг ощутила себя нищей. Как-то внезапно поняла, что эти люди смогли заработать своим детям на нужный прибор, а ты — нет. И не то чтобы они умнее или родились с золотой ложкой во рту. Просто они смогли, а ты нет. А ты нет. Нет! В такие моменты начинаю понимать идущих на баррикады рабочих.

Что мы узнали

Сенсор — небольшой прибор, который ежеминутно измеряет уровень глюкозы в организме. Ночью можно спать, сенсор сам разбудит тебя, если уровень сахара будет падать или повышаться. Он позволяет подловить скачки сахара заранее, а не на пиковых моментах, когда ты сам измеряешь ребенку сахар из-за того, что его поведение навело тебя на мысль об этом. Таблетка размером со спичечный коробок прокалывает предплечье или живот и приматывается специальным скотчем, потому что ребенок легко может его сорвать. Стоит такая одноразовая таблетка пять-семь тысяч рублей. Хватает ее на пять-десять дней. А если ребенок ее

сорвал, то семь тысяч просто выкидываешь на помойку, потому что по новой ее не установить.

Дама напротив демонстрировала новенький FreeStyle Navigator. Он меряет сахар крови каждую минуту с помощью маленького пластикового сенсора, который проникает на 5 мм под кожу. Этот одноразовый сенсор устанавливается на руку или на живот и измеряет уровень глюкозы в межклеточной жидкости. «Стоит 5 дней, потом надо менять. Но все равно — такое облегчение», — вздыхает дама.

Я завистливо щурюсь и перевожу взгляд на психологов. Они не впечатлили, единственное, что потрясло группу, — простенький тест «Насколько вас коснулось эмоциональное выгорание». Все думали, что они на коне, и в душе у них расцветают незабудки. Вместо этого выяснилось, что расцветать уже нечему, поскольку наши души — выжженная пустыня. Ладно, еще не совсем выжженная, но основательно подпаленная диабетом. Только моя соседка слева получила ошеломительный результат: «Вы уверены в себе и в будущем, полны энергии» и прочее в этом духе.

— Скажите, как? Как вам это удается? — жадно вцепились в нее присутствующие, игнорируя призывы психолога соблюдать порядок. — Почему у вас всё так хорошо?

— Ну-у-у... Мы только год болеем, — застеснялась соседка.

— Мы тоже только год, — парировала я. — И уже подгорели все.

— А до этого у нас порок сердца нашли и еще много чего. Думали, всё. Так что диабет — раз плюнуть. Мы даже обрадовались, что всё наладилось. Система появилась...

— Везет же людям... — протянул пожилой мужчина слева.

Психологи еще пытались нас убедить, что без их профессиональной поддержки все мы сгинем в пустыне эмоционального выгорания, только они могут помочь.

— Порок сердца организуете, что ли? — хмыкнул

пенсионер напротив и решительно взялся за сумку. Я увязалась за ним.

Дом встретил меня традиционным многоголосым воплем. Я всегда думала, что у меня будет, как у мамы: чисто, спокойно, неспешные разговоры по душам с дочкой. А получилось — как у папы: везде валяются вещи, постоянный ор, куча детей, носков и животных. Наследственность — такая забавная штука.

Майя налила себе горячую ванну, Дана тоже рвалась присоединиться и пускать кораблики, но ее перехватил Леша: горячая вода повышает всасываемость инсулина, а ребенок недавно укололся, сахар вполне мог рухнуть в тартарары.

Что мы узнали

Действие инсулина вообще зависит от многих факторов, в том числе от температуры тела: замерзли — инсулин усваивается медленнее, согрелись — быстрее. Физические упражнения тоже повышают скорость и эффективность действия инсулина. Даже после укола в бедро и последующей пробежки инсулин попадет в кровь быстрее, чем после укола в предплечье и спокойного возлежания на диване. Также всасываемость инсулина зависит от лечебных процедур, улучшающих микроциркуляцию крови в местах инъекций: массажа, сауны, прогревающих физиопроцедур. Это не означает, что инсулин можно заменить физупражнениями или горячей ванной, но они повышают эффективность действия инсулина, если он есть в крови.

Пока папа оттирал от двери сестру, Женька проскользнул мимо и успел запрыгнуть в воду.

— Мама, забери его отсюда, он брызгается! — надрывалась

старшая дочь.

— А-а-а-а, — упоенно подтягивал Женька, взрывая кулачками фонтаны воды.

— Угомони их, а то я всем наподдам, полетят клочки по закоулочкам, — рычал муж.

— Я тоже хочу купаться! — рыдала Дана.

Все-таки в нашей семье не до увольнений! Пусть Асламзян переживает, а тут надо сына из ванны выколупывать. Женька вылезать не хотел ни в какую. Он хватался за бортики и наматывал Майкины волосы на ногу. Но наконец мне удалось выхватить его полотенцем и отнести в прохладную комнату.

Сын сразу успокоился, звук плача как отрезало. Я обрадованно подмигнула и замерла: Женька продолжал кричать, но беззвучно. Рот был разинут в плаче, но оттуда не вырывалось ни единого писка.

— Женя, ты что? Жень!

Сын внезапно посинел и обмяк у меня на руках.

— Мама! Женя! Мама! — Майя в одном полотенце орала рядом, но этот звук меня радовал: он означал, что хотя бы один из моих детей дышит.

Я схватила вялое тельце сына за ноги и начала трясти. Наверное, вспомнились правила оказания первой помощи, если ребенок подавился косточкой. Дальше мозг уже не разбирает: есть правила спасения, надо действовать.

— Дыши! Только дыши! Миленький! Родной! Никогда не буду тебя ругать. Женька, мерзавец, дыши, чтоб тебя!

Звук вздоха. Сипение и шипение воздуха, с трудом устремившегося в легкие. Прижать к себе сына — не спи, Женечка, нельзя спать. Облегченно рявкнуть на Майку: почему она голая на ледяном полу и орет? Показать язык бездне: шиш тебе, а не Женьку. Мы к тебе не торопимся, нам и здесь хорошо, ясно, мокрятина?

Всю ночь не спала: лежала и слушала, как Женька сопит

носом. А так как слышу я ужасно плохо, приходилось возиться, прижимаясь ухом к маленькой спине. Сын был недоволен. К тому же Леша два раза заходил с фонариком — проверить, живы мы еще или нет.

Наконец под утро я все-таки задремала и тут же поплатилась за такое небрежение. Проснулась уже в луже. Описался! Кофточка мокрая, надо переодевать, про памперс и говорить не приходится. Матрас тоже мокрый, клеенку сын спинывает мгновенно, приходится подстилать полотенце. Но все равно Женька от него отползает, и в итоге мы балансируем на краю кровати. Сын пытается залезть на меня повыше, как заяц на Мазая. Я ругаюсь и выдираю у него из-под щеки остатки волос.

— Нехороший ты редиска! Зассанец! Третью ночь подряд. Ты что ж это делаешь, обормот?

И тут меня осеняет Страшная Мысль. Вдруг это начинается диабет? Дана тоже всё время пила и писала.

С трудом сдерживаюсь, чтобы немедленно — в 4:30 утра — не разбудить мужа.

Двоих диабетиков нам просто не сдюжить. Ну, как не сдюжить, тут же возражает внутренний голос. Что, выкинешь сына на помойку? Как миленькая сдюжишь. И вытянешь, и в больнице отлежишь.

Нет-нет, упрашиваю я кого-то наверху, пожалуйста, не надо. Больше НЕ НАДО.

Каждые десять секунд кто-то умирает из-за диабета. Ежегодно три с половиной миллиона человек в мире погибают из-за осложнений этой болезни. И в течение ближайших десяти лет эта цифра по прогнозам вырастет на четверть.

Я не хочу входить в их число. Не хочу. Не хочу!
До семи утра дотерпела с трудом. Понеслась будить мужа.

— Да ну тебя, — спрятался от действительности Леша, натянув одеяло на голову. — Дай поспать. Нет у него диабета. Он же днем не писается. Ты памперсы новые начала из другой пачки. Вот они и не держат. Плохо впитывают.

О! И правда. Днем Женя писает не больше обычного и пьет тоже. Окрыленная, отправилась покупать новые памперсы. «Спасибо, спасибо!» — бормотала в аптеке. пробивая чек. Продавщица смотрела на меня странно. Но там — наверху — поняли.

Глава 19

Я думала, угроза увольнения заставит мужа пропадать на работе круглые сутки, но он, наоборот, стал больше времени проводить дома. Мы даже поспорили насчет будущей школы для Даны. Леша отстаивал гимназию, в которой учится Майя. Я ворчала, что это огромные нагрузки, а у ребенка, между прочим, сахарный диабет.

Между прочим, проблема школы меня очень волнует. Когда система всенародного образования столкнется с системой компенсации диабета, кто кого сборет? Боюсь, что обе — нас с Даной. Придется ли мне бегать несколько раз за день в школу, чтобы измерить сахар крови и вколоть ей инсулин? Не будут ли ее считать наркоманкой из-за необходимости постоянных уколов? Не отберут ли сок или конфеты, которые я дам с собой против гипогликемии? Не обзовут ли жадиной и обжорой за то, что дочка не сможет поделиться отмеренной ей порцией?

Медсестра в ежедневном обслуживании диабета — не помощник: она может организовать диспансеризацию, отвести детей в поликлинику. Если ребенку плохо, вызовет скорую помощь. На большее она не имеет права, согласно инструкциям. Да и в школьном медкабинете медсестра бывает не каждый день.

Конечно, я поговорю с классным руководителем, директором, учителями, особенно физруком. Расскажу, что моя дочь должна есть в определенное время, мерить сахар, часто бегать в туалет. Объясню, что делать при гипогликемии. Но ведь все они люди, к тому же не сталкивавшиеся раньше с диабетом, запросто могут что-то забыть, перепутать. А ребенка, который знает, как надо, просто не послушать.

Опытные родители советуют распихивать ребенку-диабетику глюкозу и сок по всем карманам. Они должны быть в портфеле, кармане формы, в пальто. В школе должно быть место, например, у классного руководителя, где хранится запас сладостей на тот случай, если класс, в котором остался портфель, оказался закрытым.

При этом дети-диабетики должны учиться наравне с другими, выполнять общие школьные правила, изучать предметы и социализироваться. Как организовать такой вот осторожный, ненавязчивый, но надежный присмотр?

— Что ты из нее недоумка-инвалида делаешь, — негодует в ответ на мои опасения Леша. — Да она поумнее Майки будет! А та вон, спокойно учится, всего две четверки по итогам триместра.

Девочки, услышав папины комментарии, орут в голос: Майя обиженно, Дана радостно. Они знают, что ум для папы — первоочередной критерий оценки. Кто умный, тот молодец.

— Да она ни букв, ни цифр не знает, — гневается Майя. — Я в ее возрасте уже читала!

Это правда. И Дана не умнее, просто более креативная, а соображает быстрее как раз Майя.

— Не лезь в разговоры старших!

Обиженная дочь ушла дуться, спрятавшись за шторой. Дана заглянула отцу в лицо:

— Папа, не ругай Майю! Конечно, она не такая умная как я, но тоже хорошая. Я ее очень люблю!

— Сумасшедший дом, — констатирует муж. — Пойду лучше Асламзяну позвоню.

Почему, когда дело доходит до выяснения отношений с детьми, муж сбегает? Разве он не должен защищать любимую жену, аки лев? А я тогда... Я тогда... Диабетический обед приготовлю, вот что!

Когда дочка заболела, я массу времени провела на разных сайтах о диабетической пище. В нашем меню мало что прижилось, но иногда я все-таки пытаюсь за уши втащить семью в светлое, диетически правильное будущее. Где-то у нас были кабачки и вчерашняя каша... Ага. Между прочим, в Гарвардском университете проводили специальные исследования о каше. Выяснили, что употребление в пищу одной порции вареной овсянки 2–4 раза в неделю уменьшает риск развития сахарного диабета второго типа на 16 %. Одна порция овсяной каши 5–6 раз в неделю сокращает риск на 39 %. У нас, правда, не второй тип диабета, а первый. И на плите не овсянка, а гречка.

Но все равно каша — полезна.

Я всё люблю есть с обжаренным луком и чесноком. Не очень-то полезно, но остальные ингредиенты — гречка с кабачками, имеет право на существование. Так, шампиньоны, лук в масле, туда же чеснок.

— Женька, не лезь к плите! На тебе лучше кастрюлю.

Так, кашу туда же. Сейчас почистить кабачки, сделать из них лодочки для фаршировки. По уму еще соус нужно делать, но мне лень. Начинка — в лодочки, лодочки — в духовку. Так, какой там сахар у Данюши?

Мой мозг слишком ленив для дедукции и периодически сбрасывает задачи спинному собрату. Тот подключает главный орган чутья — попу — и советует: «Дай глюкозы на повышение». — «Да ведь сахар может до 20 подскочить», — включается обратно в работу головной мозг. — «Ты спрашивал совета? Вот и выполняй».

И я недрогнувшей рукой утром выдала в дополнение к салату кусочек пастилы.

Пришло время проверить результат.

Дана сама старательно открывает баночку с тест-полосками, вставляет одну из них в глюкометр и дырявит палец прокалывателем.

— Молодец, скоро сама и считать будешь, — хвалю я, впиваясь взглядом в экран. На нем 4,8. Бинго! «А если бы не съели пастилу? Где были бы? В гипогликемической коме? — торжествует спинной мозг. — Задний ум — сила!»

Пока мозг отвлекался на выяснение отношений с самим собой, сын пробрался к кухонному столу.

— А-а-а, Женька! Сыр! Это для кабачков! Леша, забери его!

Муж появляется на пороге кухни и без единого слова возражения перехватывает Женю.

Сгребаю остатки сыра и перевожу встревоженный взгляд на мужа.

— Что?

— Думенко попал в больницу. Ему разрезало глаз.

Сижу на полу. Спасительная основательность табуретки осталась где-то слева. Не может быть, чтобы мои злобные пожелания в адрес Думенко так быстро исполнились. Божья мельница мелет медленно, и всё такое. Кроме того, я не желала таких ужасов, чтобы глаза выкалывать. Бр-р-р-р... Пусть бы он оставил нас в покое, и всё.

— Как это случилось? — слабым голосом спросила я.

— Прямо на кафедре. Распечатывал приказ министерства, и из принтера — ты же помнишь, он стоит наверху, на стеллаже — выпал лист бумаги. Летит-летит и прямо Думенко в глаз. А нечего морду вверх задирать.

— Он что, не мог зажмуриться?

— Не успел от неожиданности, — вступился за пострадавшего Леша. — Разрезал глаз, его прямо в офтальмологию увезли. Зашивать будут, наверное.

Господи!

Что делать, если ты случайно изувечил человека? Вот только вчера он смеялся над пчелами в ульях, а сегодня лежит в офтальмологии слепой на один глаз. И всё из-за тебя. Я уже давно поняла, что молитва — страшная сила, но раньше как-то понимала это в переносном смысле. «Господи, да я бы и подождать могла, зачем уж так сразу исполнять? — испуганно лепетала я. — И вообще, Думенко же не плохой. Не такой уж плохой в смысле. Местами даже хороший. Вон как меня перед свекровью хвалил».

Стыдно стало окончательно. Пусть я хотела не зла Думенко, а добра мужу, но всё равно ведь не тупица тупейшая. Должна понимать, что если у кого-то прибудет, то где-то должно отняться. Закон сохранения энергии.

— Может, ему апельсинов принести?

— Да ему без нас натащат.

Согласна, апельсины — как-то мелко. Пусть Думенко выздоровеет и будет хорошо видеть, решительно пожелала я. Даже если из-за этого у нас чего-то не будет. Ну, только ты, Господи, очестливо смотри, совсем-то много не забирай, ага?

«Жадина, — укорила я себя. — Даже пожелать добра от души не можешь. Вот пусть забирает, так и надо тебе! И всё Думенке! Ладно-ладно, не всё, родному мужу тоже. И детям. И свекрови. Они-то ведь не виноваты».

— Надо сходить в больницу. Нет-нет, даже не сопротивляйся, надо — и всё.

— Я и не сопротивляюсь, — бурчит муж. — Вот у меня тут аудиокниги были записаны, надо ему скачать. В больнице самое страшное — скука.

Я хотела возмутиться и сказать, что, видимо, он никогда не был в больницах, но прикусила язык. Пусть у Думенко скука и вправду будет самым страшным испытанием.

Через два часа я сидела на лавочке в коридоре и радовалась жизни. Мне не хотелось рвать синтетическую обивку старого диванчика, не раздражала неизвестность. Сколько ждать мужа? Почему я бездарно трачу свое время, когда могла бы сделать кучу полезных вещей? Жизнь текла сама по себе, и я никак не могла ее контролировать. Я не строила планов и не сердилась оттого, что они нарушались. Я сидела в больничном коридоре у двери человека, который имел все основания меня ненавидеть, и улыбалась.

ТОНЯ ТРЕТЬЯКОВА

Глава 20

Сергей Геннадьевич оказался очень великодушным и склонным к всепрощению. Он сказал:

— Чо за хрень? Вовсе я вас не ненавижу. Да я пятьдесят раз на дню кому-нибудь желаю провалиться к демонам, а то и чего... гм... поядреней. Алексею Семеновичу тоже... гм-м...

— О-о-о, — выдавила я.

— Я тоже вам сочувствую. В смысле сочувствую Клавдии Анатольевне. Мне-то теперь всё равно в больнице валяться, а ей при ее энергичности сокращение — это...

— А-а-а-а?!.

— Асламзян звонил, — пояснил великодушный Думенко. — Подписаны приказы об увольнении меня и Клавдии Анатольевны.

— У-у... — судорожно сглатываю. Гласных в нашем языке явно не хватает. Если бы их ряд был длиннее, посильно было бы выдержать гораздо больше шокирующих новостей.

— Я вижу, вы не скучаете, Сергей Геннадьевич, — в дверях Никита Самсонович и... Настя Парасольник.

— Э-э-э, добрый день! — еще гласных! Я уже почти дошла до «ю», и мне трудно представить ситуацию, в которой тянуть «ю-у-у-у» было бы уместно.

Настя стреляет ярко подведенными глазами и ставит на тумбочку корзину с фруктами.

— Поздравляю, — шепчет она.

— Спасибо, — автоматически отвечаю я. Все-таки тянуть «юу-у-у» — моветон. К тому же могут заподозрить в дебилизме. Единственная стоящая вещь, с которой меня можно поздравить, прощение Думенко, Насте неизвестна. Вряд ли она подслушивала под дверью — Никита Самсонович бы не позволил.

— Клавдия Анатольевна абсолютно заслуживает этого, кто, если не она?

Ну, знаете ли! Вот так нагло наезжать на члена моей семьи прямо в моем присутствии?

— Клавдия Анатольевна — умнейшая женщина, — отрезаю я, отворачиваюсь к Самсоновичу. Пусть только попробует не подтвердить!

— Я и говорю, кто больше нее заслуживает звания проректора по воспитательной работе? — продолжает стрекотать Настя. — Никита Самсонович, заняв пост ректора, сразу решил, что на его место нужно поставить Клавдию Анатольевну, потому что...

— Анастасия, — укоризненно перебивает... ректор.

— Поздравляю! — растерянно улыбаюсь я.

— Я вас тоже, — улыбается Никита Самсонович. — Глядя, как Клавочка разрабатывает программу для школ, одновременно пеленая младенца, я сразу понял: более стрессоустойчивой и способной на многозадачную работу кандидатуры мне не найти.

Думенко клацает челюстью и чешет повязку. Гости оборачиваются к нужному адресату их посещения, а я тихо выскальзываю за дверь.

В коридоре старый диванчик невнятно-сизого цвета. Точно такой же год назад стоял рядом с реанимацией. Наверно, во всей больнице стоят одинаковые диванчики. Я медленно опускаюсь в его казенные объятия.

Прошел год. За это время мы сделали 2548 уколов инсулина. Прокололи палец, чтобы измерить уровень сахара в крови, 3012 раз. Послали бессчетное множество проклятий и благодарностей высшим силам и научились жить заново. Год с диабетом встряхнул нашу семейную лодку, ухнул ее вниз с высоты американских горок и медленно вытащил обратно.

Он заставил выработать общие семейные правила. Ведь нельзя при любых требованиях и запретах ссылаться на диабет (хоть и очень хочется — это такой сильный аргумент!)

Но если постоянно объяснять ограничения диабетом, ребенок начнет ненавидеть саму мысль о болезни, которая является причиной отказа от всяких желанных вещей. Не стоит есть много конфет, потому что это вредно для зубов, а вовсе не из-за диабета. Как-то так.

А вообще я очень жду того прекрасного момента, когда дочка подрастет и пойдет в школу. Потому что школа — это такой большой синоним понятия «система», его можно потрогать, в нем можно даже покататься на перилах или похихикать с подружкой, но всё вместе оно перестраивает наш мозг. Оно делает наше мышление более структурированным, оно заставляет понять, что есть норма и ее границы, оно заставляет держать себя в руках, даже если хочется бежать сломя голову. То есть школа может сделать все то, что пока никак не получается у меня!

Как здорово было бы закрыть глаза и — ап! — оказаться уже в школе. Скинуть на ее могучие кирпичные плечи все, что кажется слишком тяжелым для хрупких человеческих. Мысленно прокручиваю события жизни, нажимаю красную кнопку «Стоп» и любуюсь надписью-заголовком «Диабетик идет в школу». Буквы тоже красные и неуловимо напоминают заставку из фильма «Приключения Электроника» — видимо, подсознательно мне хочется превратить диагноз дочери в волшебное преимущество.

Хотя, как выяснилось, преимуществ у нас в семье хватает.

Пережитое вместе — сближает. Заставляет по-новому оценить свою семью, ненавязчиво демонстрируя: что в разведку, что в реанимацию с ними идти можно.

Я сижу и улыбаюсь. Жизнь течет вне моего контроля, но не вне справедливости. Как любит повторять свекровь: «За таких прекрасных детей можно всё простить».

— Разве мне есть что прощать? Я просто ангел!

— традиционно вскинулась бы прошлая я.

— У нас прекрасная семья, спасибо, — улыбнулась бы я настоящая.

Ощущение семьи — очень странное чувство. Не головокружение вспыхнувшей симпатии, когда летишь с ледяной горки и чувствуешь только бьющееся в горле сердце, пути не видно, солнечные блики заслоняют весь мир. Не легкое и беззаботное приятельство, когда человек, идущий рядом с тобой, кажется самым веселым и лучшим, и которого так весело можно забыть уже через неделю. Не выстраданная страсть, ради которой стоптаны железные сапоги и изгрызены медные караваи, так что в окровавленные десны уже не вживляются никакие импланты.

Ощущение семьи — это совсем другое. Когда лезешь на скалу и, прижавшись потным лбом к шершавому камню, вдруг видишь крепкие веревки, страхующие твое восхождение. Они могут опутать по рукам и ногам, но не дадут сорваться в пропасть. Иногда они натирают запястья, зато всегда есть с кем попрыгать в «резиночки», и даже эти самые резиночки тоже всегда под рукой. А еще очень уютно сидеть на краю скалы, покоренной тобой, опираясь спиной о бухту каната. Разделяя с ней тепло от закатного солнца. Зная: вы есть друг у друга, и это не изменится. Какой бы диабет на вас ни свалился.

Как проверить, в норме ли ваш сахар

Самый простой тест на диабетические риски в домашних условиях

• Надо взять несоленый крекер и медленно его жевать. Чем быстрее вы ощущаете, что крекер поменял вкус, стал сладким, тем меньше шансов, что у вас диабет. Сладкий вкус показывает, что выработалось достаточное количество амилазы, которая подает сигнал: пора расщеплять углеводы. Если на протяжении тридцати секунд ощущение изменения вкуса, сладковатости не возникло или появилось позже, это знак того, что на генетическом уровне риск возникновения диабета очень высок.

• Измерить сахар на голодный желудок: норма от 3,9 до 5,5 ммоль/литр. Если значение больше — стоит обратиться к эндокринологу

• Измерить сахар в течение 1–2 часов после еды: норма — не более 7,8 ммоль/литр.

• Сдать анализ на гликированный гемоглобин: его значение в норме не должно превышать 5,7%.